シリーズ
専門医に聞く
「新しい治療とクスリ」

4

花粉症

日本医科大学大学院医学研究科頭頸部
感覚器科学分野教授
大久保公裕
インタヴュー・構成 尾形道夫

論創社

『専門医に聞く』シリーズ刊行にあたって

　この本に関心をもたれたのは、あなたか、あなたのご家族が「花粉症」と診断され、その症状に悩まされているからでしょうか。

　間に合わなかった？……大丈夫。けっして遅いことはありません。

　どんな病気でもそうですが、医師の話はやたら難しいというのが通り相場です。あちらは医学という学問を何十年と勉強してきたわけで、これまで病気や医学と無縁だった私たちとは土台が違います。その上、医学用語は独特の言葉を使い回し、英語やABCの略語がやたら飛び交い、日本語にしても頭蓋骨をなにげに「とうがいこつ」、口腔を「こうくう」などと読ませたりするのが「医学」なのです。

　ですから、診察室で聞いた医師の話がチンプンカンプンだったとしても、それはあなたのせいではありません。100%医師側の責任です。時間も限られているし、がんのように即、命に関わるような病気なら、聞いた瞬間、頭が真白になって、あとのことはよく覚えていないこともあるでしょう。それらすべてを心得た上で、あなたが知らなくてはいけないことを的確に過不足なく伝えるのが、医師本来の役割なのです。

　私が信頼しているベテランの神経内科医は、自身の役割に

ついて、こう語っています。

「患者さんにとって、医師は道具のようなものだといつも思っています。いい道具でなければ、よい作品は生まれませんが、どんなにいい道具であっても、上手に使ってくれないとよい作品にはなりません。私は医師として、これまで患者さんに役立ついい道具になるべく努力してきましたが、上手に使いこなしてくれる患者さんはさほど多くないのです。ときにはあまりにも使いかたが下手なのに、びっくりしてしまうことさえあります」

まさに至言です。

下手な使い方のいちばんは、患者自身が感じている体の変調を、正確に医師に伝えていない（伝えられない）ことです。自分のことはもちろん、花粉症で苦しむこどものカラダの具合を医師に話すとき、その伝え方の上手下手が、医師という道具を使いこなせるかどうかに、直接つながります。

あたり前のことですが、医師にとって、目の前の患者はあくまでも他人です。その他人が感じている現象や状態がどういう性質でどういう内容のものなのかを、医師はできる限り正確かつ忠実に、自らの心の中に描き出したいと思い、可能な限りの五感を使って、診察に臨んでいます。

そんな医師は、これから始まる診療の過程のなかで、いったいどのようなことに注意して、どういう情報を私たち患者から得て、私たちにどういうことを知ってもらいたいと思っているのでしょうか。

そんな医師という社会的な道具を上手に使いこなすため、患者は自身が自覚している症状などを、どのようなことに注意して医師に伝え、また、医師から何を知りたいと思っているのでしょうか。

　そんな、医師と患者、双方の架け橋になりたいという願いから、このシリーズは生まれました。

　そして、タイトルの病気について、患者であるあなたが知りたいことと、医師にも知ってもらいたいことを、なるべくわかりやすく、医学的にみて間違いのない書きかたで表現するように努めました。また、あなたが知りたい最も新しい治療法やクスリについても、真っ先に取り上げ、ページが許す限り紙幅を費やすことにしました。

　とくに、この花粉症では、舌下免疫療法というもっとも新しい治療法が、根治を目指す治療法として、臨床の場に登場しています。お話をお聞きした大久保公裕医師は、ずっとこの免疫療法に取り組み、手法などを開発されてきた第一人者です。そして、いま花粉症の治療世界は、免疫療法だけでなく、どんどん新しい技術、クスリが登場し、10年前では想像もできない様変わりが進行しています。その中で、先生の言うように、医師とのコミュニケーション不足が、治療を妨げるさまざまな問題を生んでもいるのです。

　「舌下免疫療法」は患者自らが行なう、患者参加型の画期的な治療法です。そして、何が起こっても慌てず、動転しないようにするため、患者であるあなたが、この治療法はもち

ろん、花粉症という病気について、正確な知識を持たなくてはならない状況になっているのです。

そういうわけで、この本に書かれたクスリの情報をはじめ、検査や治療法のあれこれを知るうちに、花粉症が起こるアレルギーのメカニズムや、あなたが感じている自覚症状が、なぜ起こったかをおのずと理解でき、これから始まる、あるいは、すでに始まっている検査や治療が何のためのもので、効果はどういうところに現れるのかもわかる……そして、読み進むうちに、これまでずっと疑問に思っていたことのいくつかが「ああ、そうか」と雲散霧消し、今まで知らなかったことのいくつかが「そうなのか」と、ストンと腑に落ちる……ようになれば、これ以上の喜びはありません。

本を作るについて注意したことは、言葉を省略しないということです。お気づきかもしれませんが、医療に関する単行本は、今、さっと目を通せて、結論がすぐわかる本が人気です。見開き、あるいは片面だけで、あるいは、タイトルだけで、凡その中身がわかるというつくりです。

しかし、本当にそれでいいのかと、ずっと考えてきました。結論だけわかっても、それよりちょっと変わった事態に遭遇したら、どうなるでしょう。医療の結論は、そんな簡単でも単純でもないと、私は思っています。結論ひとつ示すにしても、いろいろなニュアンスがつきもので、そのニュアンスこそが重要ということも、医療の世界では頻繁に起こります。

ですから、なるべく言葉を省略せず、たとえ初めての事態に遭遇しても、推し量ることができるような、そんな表現を目指すことにしました。

　注意したことがもう一つあります。医師は多くの場合、自分の専門分野の話をするとき、これ以上は素人は知らなくていい、という線を引いて話しがちです。しかし、それは正しいインフォームド・コンセント（共通の同意）の話し方とはいえません。素人でももっと知りたいことがあるし、そこさえ話してもらえていたら、誤解など起こらなかったということも、しばしばあります。

　しかも、医師が引いた線のすぐ向こうの情報が、不確かな形でネットなどに流れています。素人の私が構成するのは、素人目線で、知りたいこと、みなさんに知って欲しいことを、過不足なくお伝えするためなのです。

　この本が、あなたと医師とのいい架け橋になれますように。

インタヴュー・構成 尾形 道夫

はじめに

　数ある花粉症の本の中から、この本を手にとってくださいまして、まことにありがとうございます。著者として、あなたの貴重な投資が、決して無駄にはならない、と約束させていただきます。

　大風呂敷を広げるつもりはありませんが、この本を読まれて、この中に書かれた様々な対策を、あなた自身が実行されれば、きっと来シーズンの花粉症の症状は軽くなっているはずですし、その次のシーズンは、もしかすると治っているかもしれません。

　そのためにも、最初に私から一つ、花粉症と診断されたあなたに質問をさせてください。これは初診の方に、診察室でいつもお聞きしている質問です。

　「あなたは、ご自分の花粉症をどうしたいとお考えですか？」

　これは、私の考える花粉症治療の基本です。

　現在、私たち専門医には、花粉症に対して、数多くの方法や材料が用意されています。

　ですから「何としてもすっかり治してしまいたい、あんなひどい症状は二度とごめんだ」とご希望なら、少し時間はかかるかもしれませんが、それは可能だとお答えできます。

　また、「完治などしなくていいから、少しでもいまの症状

を軽くしたい」と言うのなら、つらい時のケアを中心に、いくつかの有効な対策についてお話しできます。幸い、以前よりクスリや器具の開発も進んでいますので、ずっと楽になったと実感できることは間違いありません。

　そのためにも、あなたにもう一つ話しておきたいことがあります。それは、花粉症の治療には、医師とあなたとの「インフォームド・コンセント」が重要で欠かせないということです。

　花粉症は簡単な病気だ、とお考えかもしれませんが、じつは、かなり複雑な病気です。

　いわゆるスギ花粉症も、春先から飛んでいるスギ花粉を吸い込んだ患者が様々な症状を起こす、というシンプルな病気ではありません。鼻水や鼻づまりなどの症状には、アレルギー特有の複雑なメカニズムのほかに、私たちがもともと持っている涙や鼻水など、個人差の大きい外分泌の反応性が関わっています。それだけではなく、それに粘膜の過敏性や、鼻などの構造が影響して、それらもろもろが一つになって、あなたを悩ましているのです。

　しかし、そのことが治療の現場に伝わっていません。

　花粉症シーズンには、どこの病院でも、診察室から溢れるくらいの患者が来院されます。そこで、ほとんどの医師は、さらっと診察した後、「ああ花粉症ですね」の一言で、それ以上の説明をすることなく、通り一遍の治療をしてきました。そんな通り一遍の治療でも「それなり」の効果があるという

のも、花粉症の特徴の一つです、

しかし、「それなり」はどこまでいっても「それなり」でしかありません。症状の軽いうちはまだいいのですが、重くなってくると、とても「それなり」では手に負えなくなって、治療の満足度ががくんと下がることになってしまいます。その原因の一つが、医師側から、花粉症とはこういう病気だという正確な情報が、患者さんへ充分に届いていないことにある、と私は考えています。

鼻水やくしゃみが出たり、目がかゆくなる花粉症の症状の程度や原因は、患者さんごとに違っています。花粉症以外のいろいろな病気や体の故障やメカニズムが花粉症に合併して、一人の患者さんに似たような症状を出させている、と言ってもいいでしょう。

ですから私は、一体何が、目の前の患者さんにひどい症状をもたらしているのかを、一人一人ごとに科学的に解明した上で、その方の希望にあった治療法を提供するのが、専門医の使命だと考えています。そのためにも診療の時には、互いのインフォームド・コンセントと情報交換を何より大事にしたいのです。

などと言っても、そう難しい話ではありません。ご自身が感じている症状や将来の希望を、診察室でそのまま私たちにお話しいただくこと、そのうえで私たち専門医が、現在できる治療法のあれこれを、欠点や副作用も含めて、時間が許す限りお話しすることが全てです。

ただ病院で、全ての患者さんに時間をかけて説明することは、現状では、ほぼ不可能です。そこで、さまざまな理解の助けになるべく、このような本を書かせていただきました。

　完治を望まれる方も、いまの症状だけなんとかしてと思われる方も、一度でけっこうですから、この本を最初から最後まで目を通してください。ネット情報などにはない、新しい、かつ医学的に正しい情報や発見が、必ずあるはずです。

　この本が、あなたの今後の生活のお役に立つことを、心から願っています。

大久保公裕

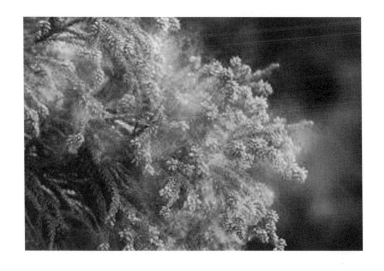

目次

はじめに——8

第1章 花粉症とは、こういう病気です ——15
治療に、6割以上が不満を持っている……16
いまや、日本の国民病になった……20
それはある日、突然に起こる……22
1970年代以降、急激に増えた……25
原因となる植物が、地域で違う……31

第2章 花粉症の診断と検査 ——41
診察は問診から始まります……43
アレルギーかどうかを調べます……45
アレルギーの原因を調べます……47
日記をつけることは大切です……52
一人一人症状が違う原因を究明します……56
ラーメンを食べると鼻がぐずぐずしませんか……60
ほかの鼻の病気にも気をつけます……65

第3章 シーズンだけ乗り切りたい人に ——69
〜対症療法としての「初期療法」のすすめ〜
最も多くの患者さんが求める治療法……70
日本で完成した治療法……72
先手必勝が原則の治療法……74
特別なクスリは使わない治療法……77
最初の年から効果は期待できないかも……80
クスリあれこれ……84
目の症状への対処法……116
妊娠中の乗り切り法……122
手術による治療法にはどのようなものがあるか……124

第4章 花粉症を治したい人に ——————————137
〜「アレルゲン免疫療法」だけが根治を望める〜
　アレルゲン免疫療法とは？……138
　これまでは「皮下免疫療法」でした……150
　今は「舌下免疫療法」に代替されています……155
　これからの免疫療法、花粉症ワクチンなど……177

第5章 セルフ・ケア ——————————————181
〜患者自身ができる大切なこと〜
　「口腔アレルギー」対策のセルフ・ケア……182
　外出時のマスクとメガネは効果あり……189
　髪を被い襟元を開けないこと、など……194
　室内の花粉対策は掃除がキホン……196
　目のケアは人工涙液目薬で洗うこと……199
　効果ある鼻づまり解消法あれこれ……200

花粉症Q&A
　その1……35
　その2……100
　その3……133

おわりに——208

第1章
花粉症とは、こういう病気です

1. 治療に、6割以上が不満を持っている

　花粉症などのアレルギーのクスリを開発・販売しているサノフィ(株)が2013年に行なった2,600人の患者へのアンケート調査があります。病院で受けた花粉症治療の満足度についての調査ですが、それによると、自分の花粉症治療に「満足しており、全く不満はない」と回答した患者は34%しかおらず、66%がなんらかの不満を感じていて、特に8%の人は「不満があり、満足していない」という答えになっていました。しかも、この満足をしていない患者の割合は、前回2008年の65%と、ほとんど変わっていないのです。

　私たち花粉症の専門医にとって、これはかなり頭の痛い数字です。花粉症のクスリや対策、治療法は、ここ数年のうちでも、かなり進歩してきているはずなのに、それが全く反映されていないのです。

　ただ、そうなった理由は、じつに簡単です。

　一言に花粉症といっても、その内容や原因、程度が人によってまちまちなのに、一般の市販薬や病院の治療は、そんな違いに目を向けない、通り一遍のものになっているからです。

　花粉症のあなたは、朝、起き抜けに、くしゃみが出たりしませんか。だるかったり、頭が痛かったりはしませんか。

　患者さんたちが口を揃えて言うのは、とにかく起き抜けが一番つらいということです。だから、朝食が食べられないし、

第1章 花粉症とは、こういう病気です

美味しくない、化粧が決まらず、朝の支度がなかなか進まない……。

花粉症シーズンに起こるこのような朝の発作を「モーニングアタック」と言います。起こる理由について、夜間に床の上に落ちた花粉やハウスダストなどのアレルゲンを吸い込んだからとか、起きたときや布団をたたんだときに空中にアレルゲンが舞い上がったからとか、いろいろ言われています。

でも、どれもおかしい。寝ている間に吸い込んだのなら、その時になぜ症状が出なかったのでしょう。第一、花粉症の人でも、こんな発作が全然起こらない人もいるのです。

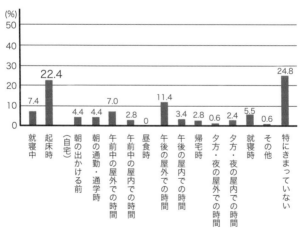

全国の20〜79歳の男女500人を対象（単一回答）

また、こんな患者さんもいました。鼻水がひどくて、家庭では、ティッシュを毎日一箱使っても足りないくらいなのに、スーパーなどへ買い物に行くときは、ほとんど鼻水では困りません、と言います。これも変です。スギなどの花粉は、室内よりも室外のほうがたくさん飛んでいます。それなのにどうして買い物の時には、症状がおさまっているのでしょうか。
　診察室でじっくり患者さんのお話しを聞いていると、随所でこんなエピソードにぶつかります。
　どうしてでしょう。
　それは、私たち人間が、同じ外界の変化に対しても、反応の仕方に、非常な「個人差」のある動物だからです。
　特に、花粉症の症状である涙や鼻水という、体の分泌活動はもともと個人差が大きい上に、モーニングアタックが起こる起床時は、自律神経が副交感神経優位から交感神経優位に切り替わるデリケートな時です。その時にバランスが乱れると、鼻の粘膜が神経過敏になってしまいます。しかも、この乱れ方には個人差がものすごくあって、ほとんど変化のない人から、めちゃくちゃに乱れる人もいるのです。
　この個人差の究明が、これからの花粉症治療の重要なポイントです。個人差がなぜ起こったかを見極めることができれば、花粉症を根治する治療や、効果的に症状を和らげる治療が提供できて、現在、30％台しかない「満足度」を大幅に引き上げることができると思うからです。
　誤解を覚悟で言ってしまうと、花粉症には治る(根治する)

第1章 花粉症とは、こういう病気です

花粉症と、残念ながら、根治の難しい花粉症があります。あなたの花粉症が、どちらのタイプなのかは、きちんと診察しなくてはわかりません。しかし、たとえ治らない花粉症だったとしても、いまの症状をかなり軽くすることは可能です。

まず、いまの症状が花粉症なのかどうか、同時に、ほかのアレルギーや過敏症はないのか、鼻などの構造に欠陥や故障がないのかを正確に診察することから、あなたの花粉症の治療が始まります。

自分の花粉症がどのタイプなのかを知ること、そして諦めないことが、花粉症治療には非常に大切なのです。

■花粉・鼻炎のつらい症状で支障のあること

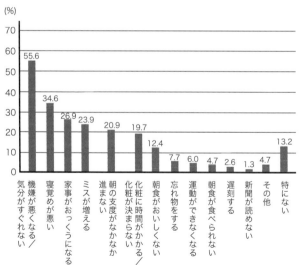

全国の20〜79歳の男女234人を対象（複数回答）

2. いまや、日本の国民病になった

　花粉症患者は約 2,000 万人もいると言われています。ざっと 5 〜 6 人に 1 人ですから、あなたの周りにもたくさんいることでしょう。そんな花粉症の先輩から、花粉症は治らない、とお聞きになったことも、一度や二度ではきかないかもしれません。実際に、もう 10 年以上も病院にかかっている人も少なくありませんし、症状が出てから 20 年以上、市販の薬や民間療法で、花粉の時期を乗り切っている猛者もいます。

　「不治」とは重い言葉ですが、花粉症では一面の真実でしかありません。花粉症になったのは、あなたのカラダが、花粉に異常な反応をする「アレルギー体質」になったからです。このアレルギー体質は、何もしなければ死ぬまで続きますから、不治と言われるのも、あながち間違いではありません。

　しかし、そんな方にもきちんとした治療で、アレルギー体質を克服できるようになったのが、現在の花粉症治療の最大のトピックスなのです。

　また、ネットやほかのメディアでは、花粉症について、いろいろなことがニュースとして伝えられています。
「子どもにもずいぶん増えてきています」
　そうなのです。5 〜 9 歳の 13.7% がスギ花粉症で、この割合は 10 年で 2 倍になりました。発症年齢が若ければ若いほど花粉症は重症化しやすいので、今後が心配です。

第1章 花粉症とは、こういう病気です

「春だけではなく秋にも症状が出るようになりました」

これはもはや常識で、スギ花粉が10月に一時的に飛んだり、スギとは別の花粉が飛んでいて、症状を起こしているからです。日本の場合、真夏と真冬以外、花粉症を起こすなんらかの花粉が飛んでいます。

「鼻や目のほか、口の中がいがらっぽくなり、下痢などの症状も出てきました」

花粉・食物アレルギー症候群が考えられます。原因の花粉によって、この「花粉・食物アレルギー症候群」が起きやすい人もいるし、人によると皮膚にも症状がでたり、頭痛なども訴えます。

こんな花粉症は、一体どのようにして起こってくるのでしょうか。

医学的には「季節性アレルギー鼻炎」に分類されます。ただ鼻炎とはいえ、目や口、皮膚、全身に症状が出るのは、経験のある通りで、普通のアレルギー性鼻炎である「通年性アレルギー鼻炎」とは少し様子が違います。

また、スギ花粉症がアレルギー学的に、きちんと検証された形で学会に初めて正式に報告されたのは、1964年のことです。それまでスギ花粉症の報告はなく、それ以前の花粉症の報告は「マッカーサーの置き土産」と言われた外来帰化植物のブタクサによるもので、それも1961年のことでした。要するに戦前の日本には、花粉症なるものが全くなかったと

言って過言ではありません。そんな病気が、わずか半世紀の間に、日本人の国民病にまでなってしまったのです。

3. それはある日、突然に起こる

　花粉症はある日突然、発症します。急に鼻がつまったり、鼻水がでたりする、その様子は青天の霹靂という形容が一番ピッタリします。

　花粉症の説明でよく言われる盃の話はご存じでしょうか。バケツでも構いませんが、とにかくポタポタと上から垂れてくる雫を受けている容器を想像して下さい。容器に余裕のあるうちは、土砂降りのような雫でも大丈夫ですが、縁までいっぱいになってしまったら、次の雫がどんなに小さくても、こぼれてしまいます。

コラム

アレルギー反応とは？

　オーストリアの小児科医ピルケが提唱した「変化した反応能力」のことです。反応能力とは、自己の成分と違った物質がカラダの中に入ると、これに反応する物質ができ、一定の期間を置いて、その物質が再びカラダの中に入ってくると、最初と違った反応を示すようになる、ということで、その反応能力がカラダにとって有利な方向に働けば、侵入してきた病原菌や毒素をやっつけることができます。これが「免疫」です。しかし、時にその反応能力が生体にとって不都合なように働くこともあって、それを「アレルギー反応」と呼んでいます。

第1章 花粉症とは、こういう病気です

　それが花粉症の発症というわけで、よくできたたとえ話です。もちろん上からの雫は花粉で、雫の多い少ないは、花粉症の原因となる植物の多少と、花粉を吸い込む機会の多少を意味しています。そして、人それぞれ容器の大きさが違うので、同じような地域で同じような生活をしていても、なる人とならない人がいるのだ、と説明は続きます。

　なかには、なりやすい方がいます。両親がスギ花粉症だと、そのこどもがスギ花粉症になる確率は 55〜60%、片親だけでも 30〜50% と言われています。アレルギー体質の傾向が強い人もなりやすく、ダニの死骸などのハウスダストにアレルギーがあるこどもの 70〜80% が花粉症と言われていて、これはアレルギーのないこどもの2倍以上です。その他、多くのアレルギー疾患に共通することですが、食生活が乱れていたり、睡眠不足の人、生活時間が不規則で、自律神経が乱れやすい人も花粉症になりやすいことがわかっています。

　花粉症に登場するキャラクターは、カラダを病原体や有害な物質から守る免疫システムを担当しているマクロファージや司令塔役のT細胞、実行役のB細胞、それに肥満細胞（マスト細胞）です。

　そのメカニズムは、こんな風です。花粉は最初鼻から吸い込まれ、鼻腔の粘膜にくっつきます。邪魔者ですから、ほとんどは細かな線毛の力で喉のほうに送られて、タンなどと一緒に排出されるのですが、運び出されなかった花粉もあって、

そこから花粉のタンパク質が鼻の粘膜に浸透していきます。これがのちに花粉症の原因となる「アレルゲン」です。

このアレルゲンを、粘膜にいる「マクロファージ」が捉えて、小さなペプチドという形に分解して食べるのですが、その時、同時に「B細胞」というリンパ球を刺激して抗体を作らせます。この特定の物質に反応する抗体がIgE（免疫グロブリンE）で、1966年に石坂公成、照子夫妻によって発見されてから、アレルギーの研究を飛躍的に進めた原動力となりました。

さて、数が少ないうちはマクロファージだけで処理できていましたが、花粉の数がどんどん増えてくると、パニックになったマクロファージは「排除すべき外敵」だと判断して、免疫システムの司令塔である「T細胞」に、アレルゲンの特徴とともに「危険信号」を送ります。信号を受けたT細胞は、「B細胞」に「花粉を撃退しなさい」という指令を出します。

これからがIgE抗体の出番で、この抗体は作られたのち、血液にのって全身を回り、肥満細胞や好塩基球という白血球の表面に固く結びついて、じっと出番を待っていたのです。

抗体は、一つの物質にだけ反応して、くっつきます。粘膜に侵入したアレルゲンを見つけ出して退治するセンサーですから、次のスギ花粉が鼻の粘膜にくっつくと、早速見つけてくっつき、粘膜での攻撃部隊である「肥満細胞」を活性化させます。そして、活性化された肥満細胞が、ヒスタミンなどの化学伝達物質を放出して、アレルゲンをやっつけるとともに、さまざまな症状を引き起こすのです。

抗体が作られて、肥満細胞などの表面にくっつき、アレルゲンを体外に排出する準備が整ったことを「感作（かんさ）された」といい、本来害のない花粉に対して、攻撃する準備が整ったわけです。

化学伝達物質を受けた粘膜では、大量の分泌物を作って、花粉を洗い流そうとします。涙や鼻水ですね。また、別の化学伝達物質は毛細血管を拡張させて、粘膜を腫れさせ、通り道をふさいで、奥まで花粉が行かないようにします。これが鼻づまりです。

そして、その後も抗原が続けて入ってくると、それを鎮めようとしたり、助けようとしたりして、好酸球やリンパ球、肥満細胞など、たくさんの細胞がいり乱れ、それぞれが刺激し合って、さらに悪い循環が作られます。これがアレルギー性炎症で、こうなってしまうと、同じ量の抗原が入ってきても、より過敏に、より強く症状が出てきてしまうのです。

4.1970年代以降、急激に増えた

スギ花粉症ではっきりしていることが一つあります。それはアレルギーの原因であるスギ花粉が、1970年代以降、爆発的に増えて、それまでにない量で降り注いだことが、患者の急増に結びついたということです。

江戸時代にだって山にスギはあった、と言いますが、量と規模が全く違います。戦後、空襲で焼け野原となった被災地

の復興のために、国の政策として、全国の山林で精力的な植林が行なわれました。植えたのはほとんどがスギ。早く育って、いい建材になるからというのがその理由でした。ひどいのは、せっかく生えている森の木まで皆伐してスギを植えていったことです。

　一体、誰の指令だったのでしょうか。

　人工的な植林が盛んだったのは1950〜70年代です。おかげでスギ林は自然林も含めた全森林面積の18%、人工林のなんと44%にもなりました。そして、スギは樹齢30年以上になると、猛烈に花粉を飛ばすようになりますから、70年代の後半から、飛散量が多くなったスギ花粉を吸い込んだスギ花粉症の患者が猛烈な勢いで増えたのも、しごく当然のことだったのです。

　実際に疫学調査をして、花粉量の多いところと少ないところをくらべると、花粉量の多いところの有病率は、明らかに高くなっています。しかし、それだけでは説明できない問題もいろいろあります。

　最初にスギ花粉症が学会で紹介されたときには、交通量の増加とともに、スギが多い山間部ではなく、交通の激しい道路沿いで増えていると報告されました。そこで当時、大気汚染の問題となっている排気ガスのDEP（ディーゼル排気微粒子）が槍玉に上がったのですが、現在では、この説を主張する専門家は多くありません。

排気ガスが健康に悪いのは別の問題であって、交通量の増加は道路に飛散した花粉を細分化することに寄与したのではないか、つまり小さくなってさらに舞い上がりやすくなった花粉が、花粉症の増加に拍車をかけたのではないか、と今では考えられています。

暮らし全体が清潔になったのがいけないとも言われ、象徴として、寄生虫の減少と花粉症の増加が反比例すると主張した向きもありました。自分でサナダムシを体内に入れた人もいたのですが、その後の中国の調査で、この説は完全に否定されたばかりか、寄生虫は逆に、花粉症の増加に拍車をかけたことがわかっています。

このような一見面白そうで、もっともらしくて、マスコミが飛びつきやすそうな仮説は、これまでことごとく討死しています。おそらく花粉症が増えた理由は、もっと地味で、もっと一般的なものではないのでしょうか。

食べもの自体が戦後、高タンパク高脂肪に大きく変わったこと、細菌によって起こる赤痢や疫痢、結核などの感染症が減り、その結果、細菌に対して抗体を作るのとアレルギーに対して抗体を作るバランスが狂ったこと、完全密閉の家屋が増えたこと、また、こどもの数が減って、冷暖房完備の個室で生活をするようになったことも、影響しているかもしれません。

人と接する機会が減ると、アレルギーに関係のある自律神経を働かせる機会が少なくなるし、エアコン完備なところで

暮らしていると、寒暖の差で自律神経を働かせる機会も減ってきます。そういうことで、自律神経がうまく働かない人たちが増えているのも、理由の一つかもしれません。つまり、花粉症が増えてきたのは私たちの暮らし方が変わってきたからで、それが現代病と言われる所以なのです。

むろんスギの木を日本からなくしてしまえば、スギ花粉症の新しい患者はいなくなるでしょう。実際、あの人工植林の時代、道南だけしか杉の植林をしなかった北海道や、杉の植林が行われなかった沖縄へ行けば、スギ花粉症は嘘のように治ります。

もっと悲しいのは、あれだけ懸命に植えたスギが、外材が安く手に入るようになったせいで、建材としての商品価値を失ったことです。そのために山が荒れ、手入れされていないスギは、さらに花粉を飛ばすようになってしまいました。話題となった花粉を飛ばさないスギも、増えたとはいえ、新しく植えているスギのわずか10%しかありません。

スギの花粉症は世界中のどの花粉症よりも、症状が激烈です。しかも自然に治癒することはなく、免疫機能が鈍くなる80歳代を過ぎるまで苦しみ続けます。しかし、花粉症では死なない、だから根本的な対策がなされていないというなら、これ以上の人権の軽視もない、と私には思えます。

ただ、心配が一つあります。花粉を飛ばすようになったスギが増えたというだけでは、花粉症の低年齢化の説明が充分にできないことです。最近は0歳の発症もあるかのように言

われています。生まれてすぐに、自分が持っている花粉の盃が、一滴も入らないくらいいっぱいに満たされているとしたら、これはもう本当に怖いことです。

コラム 花粉を飛ばさないスギ「はるよこい」

「はるよこい」は、富山県農林水産総合技術センター森林研究所が、1992年に発見した新種の杉です。スギ花粉情報を出すため、標高別5か所の杉林を調査していたところ、神社の境内にあった1本だけが、花粉を飛ばしていないことがわかったのです。この杉は外見上、他の杉と全く変わりませんし、雄花も作ります。しかし2月上旬から3月上旬の開花の時期になっても雄花に花粉は全くありません。しかも、種子を作る雌花の機能は正常で、この無花粉の杉から採った種で苗を育て、花粉の有無を調べると、無花粉の性質を持った苗が何本もあって、無花粉は遺伝することもわかったのです。

この苗をもとに、花粉がなく、挿し木での発根能力が高い新品種が2004年に開発されました。それが「はるよこい」です。今の課題は、年間で何万本単位の苗を安定生産する体制を作ることで、とりあえず2011年秋から、都市部の緑化用に500～1000本の挿し木苗が、2014年から林業用に2万本の種子から育てられた苗が普及しています。

こうした花粉症対策に有効な杉の新品種開発は、他でも進められていて、2005年には森林総合研究所でも「爽春」という新品種が開発されました。しかし、この無花粉スギの効果が出てくるのは、50年後とか。先はまだ長いようです。

コラム

避粉地ツアーが盛んに

　小笠原で会った方は、スギ花粉症のために移住したと言っていました。そんな人は多分一人ではないでしょうし、花粉シーズンにその花粉がない別のところへ行こうという動きも、各地で見られます。避粉地ツアーと言います。

- 北海道〜スギ花粉のシーズンである2〜4月には、ほとんどスギの花粉は飛びません。ただゴールデンウィーク頃になると、白樺の花粉が飛び始めますから、それまでのツアーです。
- 小笠原〜ここまで本土と離れると、本土からのスギ花粉の飛散はありません。八丈島あたりでも大丈夫という話もあります。
- 的山大島〜アヅチオオシマと読みます。長崎の平戸からフェリーで40分、島にはほとんど杉がなく、そのせいか島民のスギ花粉症有病率も全国平均の約10分の1です。2008年から2泊3日の「避粉地体験ツアー」を開催していて、参加者からは「思い切り息が吸えた」「マスクをはずしても平気だった」と好評です。

　その他、棚田や漁村ならではの街並みも魅力とのこと。「スギ花粉避粉地宣言」もしています。

- 奄美大島群島〜「スギ花粉の少ない奄美」と、市町村あげてアピールをしています。島から出たことのない人で花粉症と診断された人はゼロ。花粉の実測調査でもスギやヒノキの花粉飛散は確認されていません。
- 沖縄〜歴史的に杉の植林が行われておらず、気候や地形の関係で針葉樹が育ちにくい沖縄。住民の間でも花粉症という病気そのものが知られていません。ですからこの時期、沖縄に行けば、スギ花粉に悩まされることなく、存分に山歩きやゴルフなどアウトドアスポーツが楽しめます。ただ4月ごろからモクマオウ科の花粉症があって、その辺の注意は北海道とも似ています。

　とにかく受け入れ態勢の整備など、力を入れている地元自治体も多く、今後ますますニーズの拡大が予想されているツアーです。

5. 原因となる植物が、地域で違う

　花粉症の原因となる植物は、もちろん、スギだけではありません。

　世界で最初の「花粉症」の報告は、1819年イギリス人医師、ジョン・ボストックによるもので、牧草を刈り取って乾燥させるためにサイロに収納していた農民たちが、鼻から喉にかけて灼けつくような痛みやかゆみ、くしゃみ、鼻水、鼻づまり、涙が止まらなくなるなどの症状が出ていたのを「枯草熱(hay fever)」として紹介したのが最初とされています。

　その後、1831年にエリオットソンが枯草熱の原因はカモガヤなど牧草の花粉だと発見、1873年にバークレイが「枯草熱あるいは枯草喘息の病因の実験的研究」を発表して、枯草熱は「花粉症」と呼ばれ、自身も花粉症だったバークレイは「花粉症の父」と呼ばれるようになりました。

　ちなみに、なぜイギリスでこんなにカモガヤなどイネ科の花粉症に悩まされるようになったかというと、当時、スペインなど列強を駆逐して領土拡大を図っていたイギリスでは、軍艦の製造のために国内の森林がほとんど伐採され、その後の産業革命で、伐採されたところが牧草地に変わり、大気汚染と相まって、牧草の花粉による花粉症が増えたのです。

　この状況は日本のスギ花粉症とも似ています。

　アメリカでは、同じ頃ブタクサによる花粉症が大問題にな

っていましたし、北欧では白樺などカバ類の花粉症が問題になりました。その他、中欧のハンノキ、地中海沿岸のオリーブも花粉症の原因となっています。

というわけで、原因植物はその地域にどの植物がたくさん生えているかで違っていて、イネ科の植物、ブタクサ、そしてスギが、世界の三大花粉症と言われています。

南北に長い日本では、花粉症の原因になるのはスギだけではありません。花粉症の原因として、スギがこんなに多いのは日本だけの現象ですが、それ以外に50種類以上の原因植物が発見されていて、それぞれ開花時期も違いますから、花粉症に悩まされる時期もそれぞれ異なります。

1〜4月のスギ花粉の後、少しオーバーラップした形でヒノキの花粉が飛びます。それが過ぎると、ハルガヤとかカモガヤというイネ科の花粉が飛び出します。このイネ科の植物は、ほとんどが道端の雑草です。秋口になると、ブタクサ、ヨモギなどキク科の植物の花粉が飛び始め、秋になると、再びイネ科の花粉が出てきます。そんな風に、日本ではほとんどの季節で花粉症を起こす花粉が代わる代わる飛んでいて、三大花粉症の全てが揃っているのです。

原因となる植物に共通しているのは、

1. 原則として風媒花であること
2. 花粉を大量につくる植物であること
3. 軽くて遠くまで飛散する花粉であること
4. 広範囲に分布して、生育密度の高い植物であること

で、虫媒花でも、花粉が原因になっているイチゴやりんごなどによるものは、授粉作業で花粉と接触の多い農家の人たちに見られ、「職業性花粉症」と呼ばれています。

　ヒノキは普通、スギより少し遅れて花粉を飛ばし始めますから、スギの最盛期に、ヒノキ花粉による症状が加わって、症状が強くなることがあり、スギが終わったはずなのに、症状が続いているときには、ヒノキ花粉症の可能性も考えたほうがいいでしょう。

　シラカンバの花粉飛散は4～6月頃で、スギ花粉症と同じ症状の他に、りんごなどの果物を食べると、口の中がかゆくなったりする「花粉・食物アレルギー症候群（口腔アレルギー症状）」を起こすこともあります。

　オオバヤシャブシは、大量植樹された六甲山周辺で花粉症を増やしたことで有名になりました。今も新興住宅地を中心に全国に植樹されているので、花粉症患者の数も増えています。シラカンバ同様、カバノキ科ですから、これも花粉・食物アレルギー症候群が起こる可能性があります。

　一方、夏から秋には草本花粉による花粉症が目立ちます。イネ科やキク科、ブタクサ属など、スギなどよりもずっと背の低い雑草の花粉ですから、花粉もあまり広がりません。その雑草が生えている土手や野原などに近寄らないことがいちばんです。

■主な花粉症原因植物の開花期花粉捕集期間（開花時期）

花粉名	地域	1月	2月	3月	4月	5月	6月	7月	8月	9月	10月	11月	12月
ハンノキ属（カバノキ科）	北海道												
	東北												
	関東												
	東海												
	関西												
	九州												
スギ	北海道												
	東北												
	関東												
	東海												
	関西												
	九州												
ヒノキ亜科	北海道												
	東北												
	関東												
	東海												
	関西												
	九州												
シラカンバ（カバノキ科）	北海道												
	東北												
	関東												
	東海												
	関西												
	九州												

木本の花粉凡例： ▩ 0.1〜5.0個/cm²/日　■ 5.1〜50.0個cm²/日　■ 50.1〜個/cm²/日

花粉名	地域	1月	2月	3月	4月	5月	6月	7月	8月	9月	10月	11月	12月
イネ科	北海道												
	東北												
	関東												
	東海												
	関西												
	九州												
ブタクサ属（キク科）	北海道												
	東北												
	関東												
	東海												
	関西												
	九州												
ヨモギ属（キク科）	北海道												
	東北												
	関東												
	東海												
	関西												
	九州												
カナムグラ（アサ科）	北海道												
	東北												
	関東												
	東海												
	関西												
	九州												

草本の花粉凡例： ▩ 0.05〜1.0個/cm²/日　■ 1.1〜5.0個/cm²/日　■ 5.1〜個/cm²/日

■花粉症 Q&A - その1

Q1: スギ花粉はどんな花粉ですか。

a: スギ花粉の大きさは30〜40ミクロン、円形で先端にパピラと呼ばれる突起があります。スギ花粉は雄花の中で7月ごろから作られ始め、11月ごろには成熟します。その後、気温の低下や昼の時間が短くなることなどで休眠しますが、冬の寒さに一定期間晒されることで覚醒し、花粉の飛散に向けた準備を始めます。そして、年を越して暖かくなり始めると、雄花は開花して、花粉を一斉に飛散させるのです。

スギ花粉の生産量は、前年夏の気象条件と密接な関係があります。日射量が多く、降水量が少ないほど、翌春の花粉は多くなります。

Q2: スギ花粉の飛散量は増えているのでしょうか。

a: 本格的に花粉を作るのは、普通、樹齢30年からと言われています。この樹齢のスギ林の面積は、1990年177万ヘクタールでしたが、2012年では397万ヘクタール、およそ2.2倍に増えました。花粉の飛散量は年々変化しますが、同じような気象条件なら、当然その分、花粉の飛散量は増えているでしょう。しかも、気象の温暖化が、さらに花粉生産量を増やすように働いているのです。

Q3: スギ花粉症は日本にしかないのですか。

a: スギは日本固有の樹木です。中国の一部にもある（ヤナギスギ）とはいえ、その数は比較になりません。だから、激烈なスギ花粉症が問題になっているのは、ほとんど日本だけです。このスギ花粉症が日本の花粉症患者の約70%を占めています。

Q4: スギの樹木が多いところには、スギ花粉症患者も多いのでしょうか。

a: いいえ、樹木の数が問題ではなく、その地域にどのくらいスギ花粉が多いのかが問題です。同じスギでも遺伝的な性質や育つ環境によって花粉生産量が違います。関東はスギ林の面積の割にスギ花粉症の有病率が高く、九州はスギ林の面積が広いのにスギ花粉生産量も、スギ花粉症患者も少ないことが知られています。だから、やみくもに樹木の数を減らすのではなく、スギ花粉をどうやって減らすのかに知恵を注ぐべきだと考えます。

Q5: スギ花粉の飛びやすい時間帯はあるのでしょうか。

a: スギ花粉は午前中、気温が上がり始めるとともに飛散を開始し、数時間後に都市部に到達します。1日のうち、最も多く花粉が飛ぶのは日中の12時ごろで、その次が、上空に舞った花粉が落下する夕方の6時前後です。また、雨の日の翌日も、雨で落ちた花粉が乾いて再び飛散するので、花粉の量は

かえって増えます。ほかにも風の強い日や、気温が高くなる午後、気温の高い日が2〜3日続いた後などに花粉の飛散量は増えます。日々の花粉情報チェックを忘れないこと、また、お子さんを外で遊ばせる場合は、花粉の少ない午前中が好ましく、飛散量が一気に増える午後は、できるだけ家の中で遊ばせるようにしましょう。

Q6: 花粉症になっていると、口の中がかゆくなることもあるそうですね。

a: その通りです。「口腔アレルギー症候群」(OAS) とも「果実野菜過敏症」とも言われます。その名の通り、花粉症の患者さんが、ある種の果物や野菜を食べると、口の中がかゆくなったり、咳が出たりします。花粉に含まれるアレルギーを起こす物質と、食物に含まれるタンパク質の構造が似ている時に起こる現象です。シラカバ花粉症の人によく見られますが、イネ科の花粉症やスギ花粉症でも報告されています。最も多く原因になると言われているのは、バラ科の果物であるりんごとさくらんぼです。

Q7: 子どもにもずいぶん花粉症が増えているそうですが。

a: 年齢を問わず、花粉症は年々増えていますが、特に子どもの花粉症は、20年ほど前から急に増えだして、頭を痛めているところです。ハウスダストなどに対してアレルギーを持っているお子さんほど花粉症にもなりやすい傾向があり、2〜

3歳で花粉症と診断されることも珍しくなくなりました。

ただ、花粉症の初期症状は風邪と間違いやすいので、本当に花粉症なのか、何の花粉が原因なのかをきちんと確認することが大切です。

アレルギーの原因を調べる検査も、例えば「イムファストチェック」のように、指の先をパチンと突っつくだけでアレルギーの程度を調べることができる、簡単で痛くない、お子さんに適した血液検査もありますから、早めに医師の診察をお受けになってください。(スギ、ダニ、ネコに反応するか否かの検査は、20分で結果が出ます、料金は1,500円ほどです)　また、子どもならではという症状の特徴もあります。一つは、くしゃみや鼻水という典型的な出方ではなく、鼻づまりだけとか、症状の出方が曖昧ではっきりしないこと。二つ目は、花粉症が中耳に滲出液がたまる滲出性中耳炎や副鼻腔炎の引き金になったり、治りを悪くすることがあること。三つ目は、食物アレルギーとは違って、成長とともに治ることが期待できないなどです。

治療は、小さなお子さんが使っても安全性が確認されている「抗アレルギー薬」が主流です。赤ちゃんでものみやすいシロップやドライシロップ、チュアブルなどの剤型もあります。症状が出る前からクスリをのみ始める「初期治療」が大切で有効なのは大人と変わりません。処方されるクスリは長くのんでも大丈夫なものですから、医師を信じてのみ続けてください。

また、12歳から可能なアレルゲン免疫療法は、患者の年齢が若ければ若いほど効果が増し、「初期療法」の効果も確認されています。薬の用量など大人とは違いますから、医師とよく相談してください。

Q8: 花粉症は遺伝するのでしょうか。

a: 花粉症最大の要因がアレルギー体質の遺伝ということは間違いありません。ただ、発症には生活環境や住環境、食事、ストレスなど、他にさまざまな要素がありますから、家族に花粉症の方がいても、発症しないケースは珍しくありません。

第2章
花粉症の診断と検査

ほとんどの患者さんは、「どうも花粉症になったみたいです」と言いながら、診察室に入って来られます。過去に花粉症の経験があった人はもちろん、それまで花粉症でなかった人でも、花粉（特にスギ）が飛んでいるという情報が耳に入ってから、鼻水やくしゃみ、鼻づまりという症状が出始めると、花粉症になったと考えるようです。

　私たちはそんな症状だけで診断しているわけではありません。風邪が代表ですが、鼻水や鼻づまりを起こす病気は、他にもたくさんあり、アレルギーかどうかも、最初に来られた時点では判断がつきませんし、アレルギーではないのに、アレルギーそっくりの症状を起こすものもたくさんあって、全く別の原因で症状が出ているのかもしれないからです。

　日ごろ行なっている検査や診察は、あなたに症状を出しているものが本当に花粉症かどうかを鑑別することから始まります。その前にまず、きちんとした耳鼻科専門医のいる病院やクリニックへ行くことを約束してください（目の症状が強い方は眼科でも構いません）。花粉症の患者さんのおかしな特徴は、耳鼻咽喉科できちんと「花粉症」と診断された人が圧倒的に少ないことです。

　なぜ耳鼻科のある病院やクリニックにいったほうがいいのかといえば、花粉症を正確に診断し、治すことができるのは、そこに常駐している専門医しかいないからです。今シーズンだけ乗り切ればいいと考えている人も事情は全く同じで、きちんと乗り切るには、最初のきちんとした診断が不可欠なの

です。

　診断にはそう時間はかかりません。実際に行なっている診察を、流れに沿って話をしていきましょう。

1. 診察は問診から始まります

　病気の診察は何でもそうですが、問診が非常に大切です。話をお聞きするうちに、コミュニケーションもとれてきます。その患者さんのことをよく知れば、その後も私を信頼してくれますし、何より、くしゃみや鼻水の症状が本当にアレルギー性のものなのかどうかを推測するのに、問診が一番大切な診察だからです。

　今どんな症状があってつらいのか、それはいつ始まってどのようにひどくなっているのか、あるいは軽くなっているのか、何か違う症状は加わっていないかなどの症状について、問診では、まずお訊きします。スギ花粉症なら２月から４月というスギ花粉が飛散する時期と症状が一致しているかどうかもうかがいます。

　また、アレルギーという病気は家族の遺伝的性格が強いので、ご家族はどうなのか、そして、ほかの病気を合併していることも割合に多いので、自身も含めてアトピーやアレルギーの人はいらっしゃるかなど、39項目の質問が書いてある問診票（診察前に患者さんに記入してもらっています）を手元において、私はじっくりお聞きしていきます。

この問診は、診察の最初だけではなく、治療を始める時にも必要です。というのも、スギ花粉症と診断がついても、症状は患者さんごとにずいぶん違うからです。程度も違いますし、くしゃみ、鼻水、鼻づまりに、目の症状が加わったり、皮膚がかゆいとか、下痢をしているとか、喉がムズムズして咳が出ると訴える人もいます。そんな症状を全て聞かなくては、治療になりません。

　いつ頃から症状が出たかというのでも、ずいぶん違います。どの花粉症でも、その花粉が飛び始めないと症状は起こりません。スギ花粉症では、「ダーラム型花粉捕集器」で調べています。ワセリンを塗った捕集器を屋外に出して、そこに落ちてくる花粉の数を顕微鏡で数えるシンプルなものですが、これで1平方センチあたり1個以上の花粉が2日以上続いて

問診で聞かれること

1. どんな症状があるのか、その中で一番辛いのは何か
2. その症状はいつから始まったのか、何年前からあるのか
3. どんな時（季節、時間帯、天候など）に症状が悪化するのか
4. 現在までどんな検査と治療を受けてきたのか、もしくは使った市販薬とその効果はどうだったのか
5. 花粉症以外のアレルギーの病気はあるのか
6. 家族や親族にアレルギーの病気の人はいるのか
7. 住いの場所、どんな家で、周りの様子などの住居環境や職場環境はどのようなものか、また飼っているとしたら、ペットは何かなど

観測された初日が花粉開始日です。

ただその前に、プレパラート全体で1個だけ観測される日があります。それを初観測日といい、例年1月初旬です。非常に敏感な人は、その頃に症状が出始めます。そして、2月中旬の飛散開始日頃に症状が出る人や、3月中旬の非常に花粉が飛ぶようになってから症状が出る人もいて、症状の出る時期は2か月くらい幅のあるのが普通です。

2. アレルギーかどうかを調べます

その後受けるさまざまな検査は、症状が本当にアレルギーで起こっているのかどうかの証拠をつかむためです。特に春先では、インフルエンザが流行ったり、季節の変わり目で風邪を引いたのかもしれませんから、アレルギーかどうかの検査は必須です。

メニューとして、鼻粘膜検査、鼻汁好酸球検査があり、そのほかに血液検査や皮膚反応検査、鼻誘発検査があります。

a. 鼻粘膜（鼻鏡）検査

観察用の光源とレンズ部分でできた管状の鼻鏡という専用の器具で、鼻の粘膜を調べる検査です。健康な方の鼻粘膜はピンク色ですが、花粉症の方は赤く腫れていたり、通年性のハウスダスト・アレルギーの人では白っぽくなっていて、病気ごとに特徴的な所見があります。経験のある耳鼻科医なら、問診とこの鼻鏡検査でアレルギーかどうか、花粉症かどうか

の診断が、ほとんどできます。

　同時に、他の鼻の病気がないかどうかも、この検査で確認できます。本人に自覚がなくても副鼻腔炎や鼻のポリープ、鼻中隔彎曲症などの病気を持っている人は決して少なくありません。そのどれもが花粉症の症状を重くして、治らなくしている原因です。

b. 鼻汁好酸球検査

　痛みもなく、すぐにすむ検査です。薬包紙という、クスリを包むのに使うサラサラした紙で鼻をかんでもらい、その鼻汁を顕微鏡で調べます。白血球の一種である好酸球が増えていると、季節性か通年性かは別にして、アレルギー性鼻炎であることが明らかになります。一方、風邪や副鼻腔炎では好中球がたくさん出てきます。

　好酸球はアレルギー反応が起きたところの血管から組織にしみ出してきます。だから、鼻汁に好酸球が入っていれば、鼻の粘膜でアレルギー反応が起きている証拠です。

　かゆいなど、目の症状の強い人では、目の結膜の分泌物を調べることもあります。そこに好酸球が見られたら、その結膜炎はアレルギー性ということがわかります。

　この２つの検査に合わせて、くしゃみ、鼻づまり、鼻水があり、目もかゆいということなら、アレルギー性鼻炎らしい、しかも季節性のアレルギー性鼻炎らしいと診断します。

3. アレルギーの原因を調べます

次に、アレルギーの原因を調べる検査に移ります。

病院によっては、血液検査で好酸球やIgE抗体が増えているかどうかを調べることもあります。しかし、通年性アレルギー性鼻炎や喘息、アトピー性皮膚炎では、血液中のIgE抗体や好酸球はかなり増えますが、花粉症ではあまり増えないので、IgE抗体の量だけでは決め手にはなりません。そこでIgE抗体が何に対して増えているのか、スギならスギにだけ特別な反応をするIgE抗体があるかどうかの検査をします。

これには以下の3つの方法があります。

a. RAST検査

ラストと言います。採った血液と、スギやブタクサ、カモガヤなど、花粉症を起こすことが分かっているいくつかの物質と反応させて、その物質に対する「特異的IgE抗体」が増えているかどうかを調べる血清抗体検査です。IgE抗体はアレルギー反応が起こっている時に増える特別な免疫グロブリンで、抗体ごとに濃度が違いますから、それぞれの濃度を測れば、どんな原因(アレルゲン)に対してアレルギー反応を起こしやすいかがわかります。

ただ検査機関に送りますので、結果が出るまでに数日かかります。そこで実際の診療では、次の皮内テストや鼻誘発テストをして、ラスト検査の結果が出るまでに「スギ花粉症」

かどうかの診断をし、治療にかかるようにしています。

b. 皮膚反応検査（皮内テスト）

　問診していると、原因として疑わしいものや怪しいものがいくつか出てきます。それをピックアップして、春先ならスギとヒノキの検査はやらなくてはいけないだろう、症状が少し長引くようなら、イネ科の花粉もやったほうがいいと見当をつけ、疑わしい抗原のエキスのいくつかを皮膚に入れて反応を見る検査です。

　入れる方法には、注射する場合と、皮膚を引っ掻いて、そこに抗原を滴下する方法（スクラッチテスト、プリックテスト）と、抗原を貼る方法があり、どの方法でも、その抗原に対する抗体を持っていれば、数分もすると虫刺されのように、その部分が赤く腫れてきます。

　ぷくっと腫れたところを「膨疹」と言い、その膨疹の直径が皮内注射の場合10ミリ以上、周りの赤い部分（紅斑）が20ミリ以上あると「陽性（+）」と、膨疹や紅斑の大きさで何段階に分けます。時間もかかりませんし、腫れたところは1日もしないうちに消えます。もし翌日になって再び赤くなるようなら、それが強い抗原という証拠です。テストする抗原は普通5種類前後です。

　この検査は、検査後15分くらいで結果がわかり、費用もさほどかかりません。しかし、クスリの影響が出ないようにするため、少なくとも検査前の1週間は、アレルギーや風邪グスリの服用はしないこと、検査に多少の痛みが伴うことで

す。患者さんによっては腫れやかゆみが残ったりするのが欠点です。

c. 鼻誘発検査 (鼻誘発テスト)

　ちょうど花粉を吸い込んだ時のように、花粉エキスを染み込ませた小さな濾紙（直径３ミリくらい）を鼻に入れて、どんな症状がどの程度出るかを調べる検査です。鼻の三大症状であるかゆみやくしゃみ、鼻水、鼻づまりが全てあり、特にくしゃみを続けて６回以上すれば、＋＋＋の強い陽性です。この方法は患者さんに負担をかけますので、診断というより、反応性が強いか弱いかとか、クスリが効いているかどうかを検査するときに、よく行なわれます。

　そして、この鼻誘発テストと皮内テスト、それに鼻汁好酸球検査の結果を総合して、「鼻アレルギー診療ガイドライン」では、その人の花粉症の病型や程度を分類するようになっています。

■アレルギー検査成績の程度分類

検査法＼陽性度	＋＋＋	＋＋	＋	±	－
皮内テスト	紅斑41mm以上 膨疹16mm以上	40mm～20mm 15mm～10mm	40mm～20mm 9mm以下		19mm以下 9mm以下
鼻誘発テスト	症状３つ 特にくしゃみ ６回以上	症状３つ	症状２つ	症状１つ	0
鼻汁中好酸球数	群在	（＋＋＋）と（＋）の中間	弱拡で目につく程度		0

＊症状３つ：①くしゃみ発作・鼻掻痒感　②下鼻甲介粘膜の腫張蒼白　③水性分泌。
スクラッチ（ピリック）テストは施行後15～30分に膨疹または紅斑径が対照の２倍以上、または、紅斑10mm以上もしくは膨疹が5mm以上を陽性とする。

（鼻アレルギー診療ガイドライン第５版より）

d. X線、CT 検査

　鼻づまりが強い人の場合、副鼻腔炎やポリープ、その他の

鼻の病気がないかを調べます。花粉症ではおよそ 15 〜 20%の患者さんに、X 線撮影などで異常が見られます。

e. 花粉症の病型と重症度

検査のまとめとして、「花粉症の病型と重症度」について、お話しします。

コラム

検査のおおよその費用と注意

- 皮膚反応検査〜検査項目一つごとに 420 円が加算され、保険適用の場合 3,000 〜 4,000 円が目安です。
- 血液検査〜検査実費費用が 1,570 円、項目が一つ増すごとに 1,100 円加算されます。花粉症の場合約 5,000 円〜 7,000 円くらいです。最近、花粉アレルゲン 9 項目を含む 33 項目を一度に調べることができる「MAST-33」という検査もあります。
- 鼻汁好酸球検査〜血液学的検査判断料を含んで 420 円、副鼻腔 X 線検査 630 円ですが、この二つが単体で行われることはなく、問診や別の検査も同時に行なわれる場合が多いので、合計の受診料はもう少し高くなります。

アレルギー検査は、基本的には保険が適用されますが、症状がない時の検査は、自費診療になることもあります。詳細は、各医療機関に問い合わせて下さい。

また、花粉症の検査を受ける時には、正しいアレルギー反応が出るように、抗アレルギー薬や抗ヒスタミン薬、風邪薬などを事前にのまないことを常識として下さい。

検査を受ける時期にも注意してください。花粉症の場合には、季節外なら鼻粘膜も正常ですから、鼻汁好酸球検査では陰性になってしまいます。

第2章 花粉症の診断と検査

　花粉症の病型は、症状のうち、何で一番悩まされているかで分類するものです。「くしゃみ・鼻漏（鼻水）型」と「鼻閉（鼻づまり）型」、そのどちらも激しい「充全型」に分類した中を、軽症、中等症、重症、最重症に分け、この病型と重症度の分類で治療の方法を変えていく、というのが、普通のやり方です。

　分ける基準は、1日で何回くしゃみをするか、何回鼻をかむのかで分けるのが「くしゃみ・鼻漏型」の重症度です。ハクション、ハクション、ハクションと一度に3回連続しても、それは1回の発作と数えます。そうしたくしゃみ発作が1日5回までなら軽症（+）、10回までが中等症（++）、20回までが重症（+++）。それ以上が最重症（++++）です。

　鼻づまりの重症度は、どの程度、口呼吸をしなくてはいけないかで決めます。鼻が詰まっても口呼吸をしなくてもいいのが軽症、一日のうち時々口呼吸をしているのが中等症、かなりの時間、口呼吸をしなくてはいけないのが重症度、そし

■**アレルギー性鼻炎症状の重症度分類**

程度および重症度		くしゃみ発作または鼻漏				
		4+	3+	2+	+	−
鼻閉	4+	最重症	最重症	最重症	最重症	最重症
	3+	最重症	重症	重症	重症	重症
	2+	最重症	重症	中等症	中等症	中等症
	+	最重症	重症	中等症	軽症	軽症
	−	最重症	重症	中等症	軽症	無症状

くしゃみ・鼻漏型 ■鼻閉型 ■充全型

※くしゃみか鼻漏の強いほうをとる。
従来の分類では、重症、中等症、軽症である。スギ花粉飛散の多い時は重症で律しきれない症状も起こるので、最重症を入れてある。

て、一日中鼻が詰まって仕事も手につかない、というのが最重症で、そして、くしゃみ・鼻水のどちらかひどい方と、鼻づまりの程度の組み合わせで、重症度を分類します。その両方の重症度がほぼ等しい場合「充全型」というわけです。

■重症度の基準

くしゃみ発作	21回以上	20〜11回	10〜6回	5〜1回	それ未満
鼻　汁	21回以上	20〜11回	10〜6回	5〜1回	それ未満
鼻　閉	1日中完全に詰まっている	鼻づまりが強く、口呼吸が1日のかなりの時間	鼻つまりが強く、口呼吸が時々	口呼吸はないが、鼻づまりはあり	それ未満
生活の支障	全くできない	手につかないほど苦しい	かなり辛い	あまり支障はない	それ未満

くしゃみ発作や鼻汁は1日の平均回数
生活の支障度は、仕事、勉学、家事、睡眠、外出などへの支障のこと
(鼻アレルギー診療ガイドライン2016を改変)

4. 日記をつけることは大切です

　花粉症と診断されると、治療を始める前に、主治医から「アレルギー日記」を渡され、毎日つけるように勧められます。

　アレルギー日記は、毎日の症状や服薬、どんな治療をしたか、どんな生活をしたかを記録するもので、私たち医師にとっても患者さんにとっても、大切な記録です。

　簡単な記述でいいのです。大事なことは続けること、はじめは大変でも、ちょっと頑張ってみてください。

　毎日続けることで、病気の状態がはっきりとわかってきます。症状が良くなったり、悪くなったりする様子をみて、自

分がスギ花粉だけの花粉症なのか否かの推測もでき、どのようなことをするといつも症状が悪くなるかなど、患者さんにとっても新しい発見があります。くしゃみや鼻をかんだ回数は、小さな手帳を持ち歩いて、正の字をいれておき、1日分をまとめて記入すればいいでしょう。

一つの例を出しましたので、コピーなどして、ご自分なりに工夫され、活用していただければ幸いです。（病院でもくれると思います）

アレルギー日記の付け方

1. 「天気」はどれかを○で囲んでください。
2. 「くしゃみと鼻水」は小さな手帳を持ち歩いて、正の字をつけるといいでしょう。
3. くしゃみは一度に続けて出ても、それは1回と数えます。
4. 「鼻汁」はかんだ回数のほか、量も大切です一日量の大体を自分の感じで描いてください。
5. 「鼻づまり」は、鼻で息ができない+++、鼻で息がしにくい++、少し鼻が詰まる+、鼻づまりなし−のどれかを○で囲みます。
6. 「目のかゆみ」は、我慢できない+++、少し我慢できる++、我慢できる+、なし−のどれかを○で囲みます。
7. 「内服薬」は1日に1回〜3回まで、のんだときにチェックします。
8. 「外用薬」は鼻なり目なり、使った場合に回数を記入します。
9. 「今日の具合」は、仕事が手につかないほど苦しい+++、苦しい++、仕事にはあまり差し支えない+、支障なしマイナス、のどれかを○で囲み、ほかに変わったことがあれば記入してください。
10. 「その他」には、通院したとか、何処かへ行ったとか、通常と違った行動をしたり、体を動かしたときに記入します。
11. 「今週の具合」は、1週間を通して、それまでと比べてどうだったか、を描きます。大変良くなった、よくなった、少し良くなった、変わらない、悪くなった、わからないのどれかを○で囲み、ほかに何かあれば記入します。

■鼻アレルギー日記

[　　　年　　月]

日付／天候	日			日			日			日			日			日			日		
時　刻	朝	昼	夜	朝	昼	夜	朝	昼	夜	朝	昼	夜	朝	昼	夜	朝	昼	夜	朝	昼	夜
[症状]																					
くしゃみ																					
鼻みず																					
鼻づまり																					
嗅覚異常																					
苦痛の程度																					
そのほか																					
[原因]																					
症状のきっかけ																					
症状のおきた場所																					
そのほか																					
[治療]																					
内服予防薬																					
その他																					
そのほかに気づいたこと																					
今週の具合																					

[　　年　　月]

日付／天候	3日	晴		晴、曇、雨など大体を書いてください。
時　刻	朝	昼	夜	朝昼夜の区別は大体でよいです。
[症状]				
くしゃみ	4	1	3	くしゃみの発作の回数です。1回に3つ続けても1回に数えます。
鼻みず	3	0	3	鼻をかんだ回数を書いてください。
鼻づまり	+	-	++	鼻がつまって息ができないときは(+++) 鼻がつまって息がしにくい(++) 息がしにくくないが少し鼻がつまる(+) つまらないときは(-)です。
苦痛の程度	++	-	+++	苦痛の程度は鼻症状のため、苦しくてたまらない(+++)、苦しい(++)、少し苦しい(+)、苦しくない(-)です。
そのほか	涙		頭痛	鼻以外の症状を書いてください。
[原因]				
症状のきっかけ	掃除		入浴	くしゃみのおきた原因と考えられるもの。
症状のおきた場所	自宅	職場	自宅	くしゃみのおきた場所。
そのほか	月経中	かぜ	過労	そのほか原因と思われるもの。
[治療]				
内服予防薬	○	○	○	1日3回(朝・昼・夜)服用したとき、左の例のように○印を記入してください。
その他	鼻洗浄 抗ヒスタミン剤1錠			医院、または自宅で、おこなった治療
そのほかに気づいたこと	喘息 不眠	じんましん		そのほか、ふだんと変わったことがあったら書いてください。
今週の具合				

5. 一人一人症状が違う原因を究明します

　これで検査が終わりかって？

　患者さんによっては、これで終わりという人もいますが、わざわざ大学病院まで来られる人の多くは、病院を代え、医者を代えても、症状がなかなか良くならない難治の方です。そんな人には、さらに検査を追加しなくてはなりません。

　そんな検査の説明とともに、「少し長くなりますが」と前置きして、必ず言うことがあります。それは「症状は一人一人違う」と言ってきたその中身についての、私なりの仮説です。仮説ではありますが、この考えを元に治療をすると、実際に症状が改善されていきますから、ただの仮説ではないと思っています。

　さて本題。なぜ症状が一人一人違うのか。それは、花粉症という病気の中に、たくさんの細かな相違が隠されているからです。

　まず、花粉症に「なる」「ならない」という、人による違いがあります。

　体が、たとえばスギ花粉というアレルゲン（抗原）に感作された（抗原が体内に入ったあと、体内に抗体ができ、抗原が再度入ってきた時に対応できる状態になったこと）ときにも、どのような形で症状が出るかという「反応性」の違いが、人ごとにあります。

第2章 花粉症の診断と検査

　RAST検査でわかる、アレルギーの細胞(肥満細胞)にのっているIgE抗体の数も、人ごとに違います。
　しかも、IgE抗体の数が多ければ症状も強いかといえば、そうでもありません。それぞれのアレルギーの細胞が出すヒスタミンの量が違うからです。
　さらには、同じ量のヒスタミンが出ていても、人によって反応するヒスタミン受容体の数が違うし、ヒスタミン受容体の感受性の強さが、また人によっても違います。つまり、見た目は同じような症状のひどさでも、ヒスタミンの出る量が多い人もいれば、ヒスタミン受容体が感じやすい人もいて、治すためには、当然、治療の仕方も使うクスリも違ってくるということです。
　それだけではありません。
　鼻の形も、鼻の病気の有無も、人ごとに違います。他のアレルギーがあるかどうかも人によります。
　そして、繰り返しになりますが、涙とか鼻水というカラダからの分泌は、個人差がものすごくある現象で、その原因として、鼻の中の粘膜がすごく敏感な人もいれば、そうでない人もいるし、粘膜を支配している神経性の反射が強い人もいれば、弱い人もいるからです。この「過敏性」はアレルギーとは関係しない代わり、出てくる症状は実によく似ています。
　こういうわけですから、どの患者にも同じような治療をする「通り一遍」の治療が成立するわけがありません。そして、これらの患者さん一人一人の相違を、お話を聞いたり、違う

検査を追加することで究明していくのが、私の花粉症治療の前提なのです。

　例えば、花粉症の「くしゃみ・鼻漏型」の基準となっているのが、鼻をかむ回数です。しかし、私が知りたいのは回数ではありません。一体どのくらいの量の鼻汁が出るのかという、鼻汁の量です。これを突き止めないと、過敏性の検査にはなりません。

　そのために、私たちは特別なボックス（花粉暴露室）を設計しました。「OHIO チェインバー」と言います。

　このボックスの中に入っていただいて、決まった量の花粉をボックスの中に吹き込みます。花粉を吸い込んだ患者は、鼻水が出て、鼻をかみます。そこで、鼻をかんだティッシュの重さを測ると、おおよその鼻汁量（１時間で２～３グラムですが）が測定できます。次に効果を知りたいクスリをのんでもらってから、同じことをすると、どのくらい鼻汁量が減るかがわかります。

　これは「検査」「試験」のごく一部です。

　知りたいのは、実際に花粉がその人のカラダの中にどのくらい入ってくれば、どんな原因物質がどのくらい出て、どんな症状がどのくらい続くのか、その時、血液などの状況はどう変わるのかという一連の流れです。

　このような基本的なことが、花粉症ではこれまで全く研究されてきませんでした、そんな暗黒大陸に少しずつ光を当てながら、綿密な実験を積み重ね、可能な限り、その患者にあ

った薬剤や治療法を提供していく、それが私の花粉症治療の方法論です。

オハイオ・チェインバー (OHIO Chamber)

　従来の花粉暴露室との大きな違いは、自然界の拡散条件を再現して、花粉濃度を一定に保つことができること、エアーシャワーを設置してあり、花粉が外に出ず、外からも余分なものが入らずに遮断出来ること。モバイルで被験者の症状をタイムリーに記録、集計できることです。私をはじめ、協力した医学者(大久保、橋口、石川、奥田)の頭文字をとって、OHIOと名付けられました。現在、世界最高レベルの施設であることは間違いありません。精密な花粉暴露室は世界に10か所、そのうち日本には4か所ありますが、現在稼働しているのは東京のOHIOチェンバー1か所のみです。

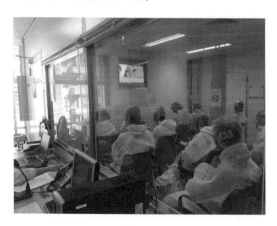

6. ラーメンを食べると鼻がぐずぐず しませんか

　ひとりひとりの花粉症症状の違いのヒントになることを、問診でもお聞きしています。

　その一つが、これまでに試みた治療がどんな結果だったかという、その患者の「反応性」です。私のところに来られる人は、必ず別のところで治療を受けています。それはどういう治療で、どういう結果だったのか。

　もう一つが、これまでの経緯です。くしゃみや鼻づまりという症状がいつ頃から始まって、その後どうなったのか、その症状は一年中あるのか、くしゃみのほうがひどいのか、鼻が詰まるのか、そんな症状はクーラーが効いた部屋に入ると悪化するのか……などなど。

　かなりしつこく、かつ細かく話をお聞きします。

　なぜなら、花粉症と言われた中に、かなりの割合でほかの鼻の病気や、アレルギーではないけれど、鼻粘膜の過敏性を強めて、鼻水、くしゃみ、鼻づまりという花粉症の三大症状を起こす、いわゆる鼻過敏症（過敏性非感染性の鼻炎）が混じり込んでいるからです。症状は花粉症と同じでも、血液検査をしてもアレルギー検査をしても、アレルギーと考えられるものは何も出てきません。

　その一つが、日本で「血管運動性鼻炎」と呼ばれている鼻

炎です。血管運動とは血管の拡張と収縮のことで、それを支配している自律神経の異常が原因と思われたことから、この名がつきました。字面から見るとなんともすごい病気のようですが、けっこうよくある病気で、欧米では「本態性鼻炎」と呼ばれています。(本態性とは、高血圧などでもよく使われる原因がわからないことを取り繕う医学用語です)

くしゃみ、鼻汁、鼻づまりなどのアレルギー性鼻炎と同じような症状があるものの、鼻汁には好酸球がなく、いろいろな抗原検査をしても抗原がわからない鼻炎で、目の症状のないのが、花粉症などの鼻炎とは決定的に違うところです。

この血管運動性鼻炎は周囲の環境の変化、主として冷暖の変化が引き金となって症状が出るのが多いことが知られています。

例えば、朝、布団から出るとすぐ、くしゃみや鼻水などの症状がしばらく続き、食事を終え、出勤や登校の頃になると、つまり周囲の温度に慣れてくると症状が治まってくるとか、夜、布団の中に入って温まってくると鼻がつまって、それがしばらく続いたり、暖かい居間からひんやりした台所に入ったとたん、くしゃみが出たり、暑い戸外から冷房が効いた室内に入ると、鼻がズルズルと不快になったりとか……。

温度差が原因と思われ、「寒暖アレルギー」と呼ばれたりもしますが、アレルギー性ではないので、誤解を招きやすい表現と言えます。さらに海外の報告では、血管運動性鼻炎とアレルギー性鼻炎の合併例が多いという見解も多いので、合

併例も考慮した治療を考えなくてはなりません。とはいえ、血管運動性鼻炎に特化した治療はなく（というより、ほとんど研究されていません）、抗ヒスタミン薬やステロイドなどアレルギー性鼻炎治療薬を使って治療をしているのが現状です。

　血管運動性鼻炎と似ているのが「好酸球増多性鼻炎」で、その名の通り、鼻汁の中に、花粉症のように好酸球が増えているところが血管運動性鼻炎との違いです。アスピリン喘息などへ移行する例が多いと言われ、注意が必要な鼻炎です。

コラム

血管運動性鼻炎

　温度差だけに反応するのではありません。ホコリや花粉に反応する人もいれば、香水の強い香りや大気汚染に反応する人もいます。

　症状は出たり消えたりを繰り返し、空気が乾燥すると悪化することが多いようです。慢性鼻炎の代表で、症状がなぜ出るのか、はっきりしたメカニズムはわかっていません。ただ、ちょっとした刺激で鼻の粘膜が「わけもなく」敏感になること。みなさんが想像している以上に、花粉症と診断された患者さんに多いこと。生命の根源である交感神経と副交感神経という自律神経の働きに影響されていることは確かです。

　この血管運動性鼻炎になると鼻の粘膜は赤〜紫色に腫れ、副鼻腔に炎症が見られることもあります。鼻も詰まるので、その程度を客観的に見るため、「鼻腔通気抵抗測定装置」を使って鼻腔の通気度を測ったり、症状が長引く人には、時に鼻の内視鏡検査や副鼻腔のCT検査が必要になることもあります。

この二つは、くしゃみや鼻水、鼻づまりなどの症状が出るために複合型と呼ばれていますが、鼻水だけ、鼻づまりだけを起こす、花粉症ではない鼻炎が、さらにたくさんあります。

　高齢者では、他になんの症状もないのに、水っぽい、さらさらした鼻水が出る鼻炎になることがあります。「Old man's drip（老人性鼻漏）」と呼ばれ、くしゃみや鼻づまりはなく、鼻の粘膜も腫れていません。

　「味覚性鼻炎」は刺激性の熱い食べもの、日本ではラーメン、うどん、カレーライスなどを食べた時に、なぜか鼻水が出てくるというものです。「冷気吸入性鼻炎」は別名「スキーヤー鼻」として有名で、冷たい空気を吸い込んだ拍子に、鼻がムズムズして鼻水がでる病態です。

　この中でとくに注意してほしいのが、鼻の粘膜がうっ血して鼻づまりを起こす「薬剤性鼻炎」です。原因となるクスリは降圧薬や緑内障治療薬、経口避妊薬のほか、もっとも多いのが鼻づまりの時に使う点鼻用血管収縮薬の乱用によるものなのです。また、それ以外のクスリが原因になっているものは、意外と見逃されることがあるし、薬剤性かと疑っても、初診の時にそのクスリをやめてくださいとは言い難く、他の病気を除外しながら、診断を進めることになります。

　「心因性鼻炎」は慢性的なストレスやうつ病、神経症の症状として起こる鼻づまりです。妊娠中期以降に起こる「妊娠性鼻炎」は、女性ホルモンが鼻粘膜の血管や自律神経受容体に働くことが原因と言われています。「内分泌性鼻炎」は甲

状腺の機能低下によるものですが、症例はあまり多くありません。「寒冷性鼻炎」は手足が急に冷えると鼻が詰まるもので、さらに冬、部屋を暖房して空気がカラカラになると出てくる「乾燥性鼻炎」もあります。

こういったものに花粉症が複雑に組み合わさると、一筋縄でいかない花粉症になってしまう、と思っています。そしてこれら過敏性の診断にも役立つのが「アレルギー日記」の記述なのです。どういう時にどんな症状が出たのかの記録は、専門医の大きな助けになるからです。

■過敏性非感染性鼻炎

a. 複合型 （くしゃみ、鼻水）	1. アレルギー性	通年性アレルギー性鼻炎 季節性アレルギー性鼻炎
	2. 非アレルギー性	血管運動性鼻炎 好酸球増多性鼻炎
b. 鼻漏型 （鼻水）		味覚性鼻炎 冷気吸入性鼻炎 老人性鼻炎
c. うっ血型 （鼻づまり）		薬物性鼻炎 心因性鼻炎 妊娠性鼻炎 内分泌性鼻炎 寒冷性鼻炎
d. 乾燥型		乾燥性鼻炎

これまでの経験で、なかなか治らないとか、症状がひどい花粉症には、こういった鼻の病気の合併が非常に多いことがわ

かっています。だから検査の時には、こうした病気があるかないか、あったとしたらどの程度かを、きちんと検査・診察をして把握しておく必要があるのです。

7. ほかの鼻の病気にも気をつけます

もうひとつ注意したいこと、それは、鼻中隔彎曲症(びちゅうかくわんきょくしょう)やポリープ（鼻茸(はなたけ)）、副鼻腔炎という鼻の病気を持っている人が、花粉症患者の中に、かなり多いということです。患者自身にあまり自覚はありません。しかし、花粉症の症状をひどくし、治らない原因になっているのは事実ですから、そんな病気があるかどうかを調べるのも、大切な検査になります。

鼻中隔とは、二つの鼻の穴を左右に分けている仕切りのことで、ほとんどの日本人は左右どちらかに曲がっています。曲がりの程度が軽ければ、日常生活に影響しませんが、少し曲がりの強い人が花粉症になると、かなり大変です。というのも、曲がった側の鼻の通りがいつも悪くなるだけでなく、曲がっていないほうの鼻の粘膜も腫れ上がってくるからです。「慢性肥厚性鼻炎」といい、多くの場合、詰まっていないほうの鼻の粘膜が腫れ上がる病気を合併しているのです。

人間の鼻は不思議で、空気の通るスペースをいつも２ミリくらいの間隔に保とうとしています。だから、それより広い部分は余計に空気が入ってきますから、その分刺激されて、粘膜が慢性的に腫れて狭くなり、極端なときには両方とも詰

まってしまいます。そうなると手術ですが、日本人にはそこまでいかない症状の人がたくさんいて、そんな人が花粉症になると、かなりひどい鼻づまりに悩まされます。

　また、鼻づまりや鼻水という花粉症と同じような症状が出る副鼻腔炎も、想像以上に多い疾患です。鼻につながる副鼻腔という空間に炎症が起こる副鼻腔炎には、急性と慢性があり、急性はだれもが何度か経験しています。風邪をひいて、最初は水っぽい鼻水に色がついた経験はありませんか。色がついたのは、鼻の奥、正確には副鼻腔で感染による炎症が起こり、白血球などが戦って膿ができた証拠で、これが急性の副鼻腔炎です。

　慢性は、この急性にいろいろな条件が重なって起こります。先の鼻中隔彎曲症があって右の鼻腔が狭くなったとしたら、そこに開いている副鼻腔の開口部も狭くなり、そこで粘膜が腫れれば、開口部はたちまちふさがります。アレルギー性鼻炎で鼻の粘膜が腫れてきても、副鼻腔に影響します。

　さらに、慢性の副鼻腔炎が長引くと、鼻腔や副鼻腔の粘膜の一部が腫れてぶよぶよした塊状になって、鼻の中に飛び出てきます。これが鼻茸で、欧米では鼻のポリープと言います。大きいのが一つできることもあれば、たくさんの鼻茸ができることもあり、ひどいときには鼻腔全部を塞いでしまいます。そうなると全く鼻呼吸ができなくなって、さらにまずいことになります。

　慢性副鼻腔炎の治療は、「マクロライド」という抗生物質

を少量長期にのんだり、薬剤を霧状にして副鼻腔に直接送り込んだり、内視鏡で見ながら、炎症を起こしている粘膜や鼻茸を切除する手術などが行なわれます。

＊　＊　＊

さて、検査が終わりました。

すべての検査結果が手元に届くと、念を押す意味で、再度、患者さんを診察室にきてもらい、こう言います。

「あなたは花粉症です。その花粉症をどうしたいとお考えですか。可能性を信じて根治を目指しますか。それとも花粉シーズンだけ乗り切りますか。私はそのどちらでも最善を尽くします」

同じ質問を、あなたにもさせていただきましょう。ここまでお読みになって、さて、あなたはどうされますか？

それぞれの内容を見て判断したい……それは賢明です。ではまず、シーズンを乗り切る治療法から話していきましょう。

テーマは「初期療法」。これは日本が開発し、世界中でほとんど日本だけでしか行なわれていない治療法で、花粉症のメディカル・ケアです。

第3章

シーズンだけ乗り切りたい人に

～対症療法としての「初期療法」のすすめ～

1. 最も多くの患者さんが求める治療法

　花粉症対策の基本は、マスクなどのセルフケアと、メディカル・ケアの両方を、生活の両輪として、毎日実行することです。年々症状がひどくなる人の多くは、この二つの対策のどちらか（あるいは両方）の手を抜いている人で、そのうち市販薬では間に合わなくなるかもしれません。

　花粉症の症状は、内容も強さも一人一人違い、年ごとでも違います。スギ花粉が典型で、花粉の飛散量が年ごとに異なるからです。その中でも変わらないのは、どんなに花粉が飛ぶ時期でも、私たちは仕事や学業という社会生活を滞りなく営まなくてはならないという厳然たる事実です。

　だから、医師が治療に際してまず考えなくてはならないのは、鼻水など花粉症の症状を抑えるだけでなく、数多くの選択肢の中から、患者さん一人一人の生活と病気の内容に沿った治療法を選択し、治療中も生活の質（クォリティ・オブ・ライフ）を下げずに、患者さんの要求に応えることです。

　花粉症を根治する治療法として勧めるのは、次章で話す「アレルゲン免疫療法」ですが、向き不向きもあって、患者全員に勧めるものではありません。多くの患者からもっとも求められているのは、ひどい症状を抑えて、少しでも快適に生活できるための対症療法（メディカル・ケア）です。

　手段として、クスリと手術があります。手術を考えるのは

鼻づまりがとくにひどく、鼻中隔彎曲症とか肥厚性鼻炎、副鼻腔炎などの鼻の「形態異常」や「病気」があって、症状をひどくしていると考えられる場合ですから、中心は何といってもクスリを使う薬物療法になります。

　クスリには経口薬（のみぐすり）のほか、口の中ですぐ溶けて水がいらない口腔内崩壊錠や、ドライシロップもあります。鼻に吹きつける噴霧薬や、目にさす点眼薬もあります。これらはどれを使っても基本的には症状を軽くする対症療法で、花粉症を根本的に治すものではありませんから、花粉症は治らないというイメージが定着したのですし、病院にいかずに市販薬で間に合わせようという空気も強いのです。しかし、この先もずっと、スギ花粉が飛ぶ2〜4月を、鼻水とくしゃみと鼻づまりで苦しみながら送り続けてもいいのでしょうか。

　もちろん、花粉症は死ぬ病気ではありません。そこで大事なのは、自分たちがどう治そうか、どのように花粉症と向き合っていくかということ、難しくいうと治療哲学です。

　鼻水、くしゃみ、鼻づまりという花粉症の症状は、どれも花粉を体外に出したり、体内に入れないようにするために起こったアレルギー反応です。そして、周りの花粉症の患者さんをご覧になっておわかりのように、鼻水やくしゃみがひどい「くしゃみ・鼻水型」の人と、鼻づまりが主な「鼻づまり（鼻閉）型」の人、その両方がひどくて悩んでいる「充全型」の人など、患者さんによって、苦しみや悩みの内容と程度が違

います。

　治療の基本となる花粉症診療ガイドラインでも、症状内容と、重症度に応じて使うクスリの組み合わせを工夫することを勧めていて、とくに毎年激しい症状で悩んでいる患者さんには、病院での「初期療法」を勧めています。そして「初期療法」に引き続いて、鼻や眼の残っている症状に合わせたクスリをのんだり、塗ったり、噴霧したりという治療（「維持療法」といいます）をきちんと追加すれば、私の印象では7〜8割くらいの方が、花粉症の症状にほとんど苦しむことなく、しかも副作用に苦しんだり生活の質を落とすこともなく、花粉のシーズンを過ごすことができます。

　この「初期療法」が、今の花粉症治療の基本です。

2. 日本で完成した治療法

　「初期療法」は日本で完成した治療法ですが、特別なクスリを使うものではありません。内容は単純で、花粉が飛び始める前に、花粉症の治療を始めることをいいます。

　どんな病気でも、症状が出てからクスリをのんで症状を和らげるよりも、出る前に効果的な手が打てるなら、そのほうが良いに決まっています。いったん炎症が起こると、収まるまでには、いくらクスリとの相性が良くても、それなりの時間がかかるからです。

　毎年風邪をひく人がいたとします。いつも扁桃腺が腫れて

第3章 シーズンだけ乗り切りたい人に

からクスリをのむので、すぐに熱もひかず、ラクになりません。では、クスリを前もってのんでおけばどうでしょう。おそらく、そんなにひどくはならないはずです。ただ、この方法は現実的ではないし、健康的でもありません。さまざまに体に影響を与えるクスリをのみ続けるのは危険をともなうものだからです。

その点、花粉症、とくにスギ花粉症は違います。関東ではスギ花粉の飛散は1月末から2月初め、関西では2月上旬に始まり、ずれてもせいぜい1週間くらいです。この花粉飛散日には、おおよそ6割の人が、クシュンクシュンし始め、目がかゆくなってきます。先の例え話でいえば、いつ風邪をひくのかが、かなり明確にわかっているのです。

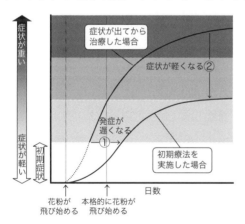

しかも、花粉症は最初がひどくて、そのあとラクになっていく病気ではありません。全く逆で、繰り返し花粉を吸い込んだり浴びたりしているうちに、鼻や目の過敏性が強くなっ

て炎症が激しくなり、日がたつにつれ、どんどん症状が強くなっていきます。

　幸い観測網が充実して、花粉がいつから飛散するかという予測も、かなり正確につくようになってきましたから、飛ぶ前にクスリをのんでおけば発症しにくくなる、あるいはラクになると思うのは、論理的に極めて正しいことです。

　日本ではスギ花粉症の人が多く、その症状も重いので、なおさらスギ花粉症の予防的治療は有効のはず、ということで、スギ花粉症患者を対象に、前もってクスリをのみ始める「初期療法」が始まりました。ただ、欧米では予防的投与が保険上査定されますので、主流にはなっていません。

3. 先手必勝が原則の治療法

　好都合なことに、「初期療法」の実施機運が高まってきた時期に「化学伝達物質遊離抑制薬」や「第2世代抗ヒスタミン薬」という新薬が登場しました。これらは、服用後すぐに効果が出るものではなく、出るまでに1〜2週間程度の時間が必要なクスリで、その意味でも、症状が出る前からクスリをのんでおく「初期療法」に結びついたのは、ごく自然な流れでした。

　そして、確かに効果があったのです。症状がほとんどなくなる、もしくはあってもごく軽くてすみ、睡眠が妨げられたり、イライラが募ったりすることもなくなります。

鼻水などの症状は、花粉が鼻などの粘膜にくっついた後、アレルギー反応によって放出されたヒスタミンなどの化学伝達物質（ケミカル・メディエーター）やサイトカイン（免疫システムの細胞から放出される生理活性物質）によるものです。その物質が力を発揮するには、細胞表面にある受容体にくっつかなくてはなりません。早めにクスリをのんでおくと、クスリがその受容体に先に結合して、ヒスタミンなどが受容体にくっつくのを防いでくれるのでしょう。逆に、クスリがくっつく前にヒスタミンが受容体と結合してしまうと、その結合がなくなるまで、クスリはくっつくことができず、それだけクスリが効きにくくなります。症状が重くなると、どんなクスリも効きづらくなるのは、このためです。

つまり、花粉症治療は先手必勝が原則で、その意味でも「初期療法」は優れた治療法なのです。

使うのは私たち医師が処方するクスリが中心ですが、薬局で売っている一部のクスリも使えます。「スイッチOTC」(over the counter、大衆薬) といって、以前は病院でしか使えなかったクスリが、今は普通の薬局でも売られるようになったからです。この流れは今後さらに広がると思われますが、いずれにせよ、患者一人一人の違いもあり、かつ副作用もあるので、必ず診察を受けて、医師に判断と処方をしてもらってください。

というわけで、この初期療法のメリットは、

1. 症状が出る時期を遅らせることができる

2. 花粉の飛散量が多い時期の症状を軽くすることができる
　3. 結果的に、クスリの全体量や使用回数を減らすことができる

ということですから、
●症状が中等症以上で、
●ラクに花粉シーズンを乗り切りたいと考えている
人に、ぜったいおススメの治療法なのです。

　ただし、この「初期療法」をしたら100％症状が出ない、ということではありませんし、いま花粉症でない人が花粉症にならないための予防でもありません。

　現在、かかっている人の発症を遅らせ、症状を軽くするための治療法で、しかもシーズン中はずっと服薬を続けなくてはなりません。よくなったと思って途中でやめては、効果がありませんから、「予防」的な治療というより「早期介入」とか「早期治療」というほうがいいかもしれません。それでも、スギ花粉が飛ぶ最盛期の症状を3分の1ほど軽くでき、症状が出る時期を遅らせる効果もあります。また、これらの効果は、いくら上手に市販薬を使っても得られないことも明らかです。

　花粉症が治らないとか、クスリが効かないといわれるのは、少し症状が出たかなという時には行かないで、悪化してから病院へ行くからです。炎症が最大になってヒスタミンがどんどん出ている時に、ヒスタミンを抑えて、その後ブロックしてというには、かなりの時間がかかります。その点、最初か

らのんでいれば、ヒスタミンが少量しか出ていない時ですから、ラクにクスリが受容体と結合でき、症状を和らげることができるのです。

4. 特別なクスリは使わない治療法

「初期療法」で使うのは、このあとくわしくお話しする「第2世代抗ヒスタミン薬」か「化学伝達物質（ケミカルメディエーター）遊離抑制薬」、あるいは「Th2サイトカイン阻害薬」「抗ロイコトリエン薬」「抗プロスタグランジンD_2・トロンボキサンA_2薬」、それに鼻噴霧用ステロイド薬、のどれか一つで、それを症状のタイプに合わせて使い分けます。

● くしゃみ鼻水型
　〜第2世代抗ヒスタミン薬、化学物質遊離抑制薬、鼻噴霧用ステロイド薬
● 鼻づまり型や鼻づまりを主訴とする充全型
　〜抗ロイコトリエン薬、Th2サイトカイン阻害薬、抗プロスタグランジンD_2・トロンボキサンA_2薬、鼻噴霧用ステロイド薬

並んでいる難しそうなカタカナは全てアレルギー症状を起こしている原因物質ですから、これらを抑えるクスリも全て「抗アレルギー薬」と呼ばれています。そして、どのクスリが処方されたとしても、治療の原則は、症状があろうとなかろうと、指示された期間継続的に、のみ続けることです。症

状が出た時にだけのんでいては、肝心の抗アレルギー効果が充分に発揮できません。だから前もってのむというのは、こういったクスリの効果を十分に発揮させる上でも、極めて好都合な方法なのです。

　スケジュールを言いますと、スギ花粉が飛び始める、その1週間前の2月初めか2月上旬（関東の場合）から、これらのどれかをのみ始め、そのままシーズンが終わる5月上旬までのみ続けます。そして、スギ花粉がもっとも多く飛ぶ（症状が強くなると考えられる）2月下旬から4月中旬までは、その時の症状に合わせて、初期療法とは別のタイプののみ薬や鼻噴霧用ステロイド薬を加えて（クスリを切り替えるのではありません）、症状を抑えていきます。

　つまり初期療法とは、
- 花粉が飛び出す1〜2週間前から
- 患者さんにあった抗アレルギー薬1種を
- シーズンが終わるまでのみ続ける
- 症状が出た時には、その症状にあう別のクスリを加える

という治療法なのです。

　だから、この療法では、およそ3か月にわたって毎日クスリをのむことになります。こういうと、そんなに長くクスリをのみ続けても大丈夫でしょうかと、必ず聞かれます。

　安心してください。これらのクスリは、数か月のみ続けても、重大な副作用を起こす心配がほとんどないクスリです。何の症状も出ていないときからのむのは面倒だと思われます

が、花粉症という病気と、このクスリの特徴をよくお話ししてご理解いただきます。

　だから、「初期療法」で処方されたあなたに合ったクスリを、毎日決められた回数、シーズンが終わるまで、きちんとのんでいってください。症状が出ないとか、逆に症状が出たといって、のむのをやめると、かえって強い症状が出てしまいます。

　そのほか、治療の最初には、患者さんに次のような注意点も話しています。

1. クスリによっては、効果が出るまで、時間がかかるものもあります。自分勝手にのむのをやめないでください。
2. 症状が治まっても、クスリはシーズンが終わるまで、のみ続けてください。
3. クスリによっては眠気を促すものもあります。車の運転や高いところでの作業などは、とくに注意してください。
4. 眠気やだるさを感じたら、すぐ医師に相談してください、
5. クスリをのんでいても、たくさん花粉が飛んでいるときなどはそれなりに症状がでることもあります。傘をさしていればまったく雨に濡れないかというと、そんなことはありませんね。濡れることもあります。しかし、傘も持たずに雨の中にいる時よりはるかに濡れ方は少ないでしょう。それと同じことで、クスリの効果がないわけではありません。気にしないでください。
6. クスリをのみ続けていても、効果が薄れることはありま

せん。もしそんな風に感じたら、もともと効果のないクスリを使っているところに花粉がたくさん飛んだからです。主治医に相談して、クスリを変えることを検討してもらってください。

5. 最初の年から効果は期待できないかも

　花粉症治療で最も大事なのは、患者の鼻粘膜の過敏性を亢進させないことです。そのために治療計画を立てるのですが、初期治療を進めるにあたって悩ましいのは、例えば、２月の初めからクスリをのんでもらう計画を立てた時、その方の鼻粘膜はまだ何の変化もしていないことです。ですから「想像」で治療を始めなくてはなりません。

　しかも、治療で使う「抗アレルギー薬」は、アレルギーの症状の程度をラクにすることは事実でも、どのくらいラクにするかというその下げ幅は、その方の重症度によっても、クスリによっても違ってきます。早い話のんでみないと、どのくらい効くのか、あるいは効かないのかがわからないのです。

　というわけで、初期療法を始めた年から、すぐ効果があるとは確約できません。この年はこういうクスリをのんで、こういう症状が出たという治療データを何年か積み上げていくことが重要になります。

　ちなみに、初期療法が始まってから、症状がひどくなってから始める従来の治療を「導入療法」と呼ぶようになりまし

た。1日も早く症状の軽い状況に「導入」しようというわけで、体の過敏性を抑えるため、時にはステロイドを1週間程度のんでもらったり、ステロイドを鼻に噴霧したりという治療がなされることもあります。

　初期療法は全然違います。花粉が飛び始める少なくとも1週間前から先にあげたクスリをのみ始め、シーズンが終わるまでのみ続けますから、花粉シーズンに突入してからのみ始める「導入療法」より、効果の高いことは実証されています。そして症状が抑えられたら、第2世代抗ヒスタミン薬などの服薬を、シーズンの間、続けてもらいます。これが良くなった症状を維持するための「維持療法」です。

　初期療法のクスリとしては、「くしゃみ」や「鼻水」が主な症状の人には、どちらもヒスタミンによる症状ですから、鼻粘膜にあるヒスタミン受容体にくっついてヒスタミンが作用しないようにする「抗ヒスタミン薬」が、主に選択されます。それも軽症の人には万人向けの抗ヒスタミン薬、ひどい人にはより新しいタイプの抗ヒスタミン薬と、使い分けます。鼻づまりがある人には「鼻噴霧用ステロイド薬」も使います。

　一方、抗ヒスタミン薬が効きにくい「鼻づまり」のひどい人には「抗ロイコトリエン薬」や「抗プロスタグランジンD_2・トロンボキサンA_2薬」に加えて、鼻に噴霧する「鼻噴霧用ステロイド薬」を使います。そして、症状が長引き、慢性化している方には「Th2サイトカイン阻害薬」や「鼻噴霧用ステロイド薬」などを使います。

そのほかのクスリとして、肥満細胞からヒスタミンやロイコトリエンが出るのを抑える「化学伝達物質遊離抑制薬」もあります。くしゃみ・鼻水型にも鼻づまり型にも効きますが、作用があまり強くないので、どちらかというと軽症の人向けです。

　目のかゆみや涙がひどかったり、目がゴロゴロするという人には「化学伝達物質遊離抑制薬」や「抗ヒスタミン薬」の入った目薬が第一選択になります。ステロイドの入った点眼薬もいいものだと思いますが、それは眼科の医師に処方してもらってください。眼圧が上がらないように時々チェックすることが必要になります。

　とにかく、初期療法では症状のあるなしにかかわらず、クスリをのみ続けてもらいます。これは、予想以上に大変なことです。軽ければ1日か2日で症状は消えるでしょう。その後、続けた人は、クスリのせいで症状がないのか、もともと症状が起きていなかったのかは本人にはわかりません。そこを理解してもらうには、専門医がきちんと説明するしかないのですが、それがなかなかに難しいのです。

　というわけで、初期療法のクスリの目的は、
　1. アレルギーで増える細胞の活性を抑える
　2. そのアレルギー細胞から出て、花粉症の症状を起こしている化学伝達物質を制限する
　3. その化学伝達物質が神経や血管に作用するのを防ぐ
という3つです。

第3章 シーズンだけ乗り切りたい人に

　以下に、ガイドラインで推奨されている、重症度に応じた治療体系を紹介します。使われているクスリは全て、これから採りあげるもので、そのあと具体的にこれらのクスリの話をしていきます。

■**重症度に応じた治療体系**

軽症	くしゃみ・鼻水型 鼻づまり型 どちらも共通	1. 第2世代抗ヒスタミン薬
		2. 化学伝達物質遊離抑制薬
		3. 抗ロイコトリエン薬
		4. 抗プロスタグランジンD_2・トロンボキサンA_2薬
		5. Th2サイトカイン阻害薬
		6. 鼻噴霧用ステロイド薬
		＊1～6のいずれか1つ。 1～5で治療を始めた時は、必要に応じて6を追加する
中等症	くしゃみ・鼻水型	鼻噴霧用ステロイド薬＋第2世代抗ヒスタミン薬
	鼻づまり型、充全型	1. 鼻噴霧用ステロイド薬＋抗ロイコトリエン薬、または抗プロスタグランジンD_2・トロンボキサンA_2薬＋第2世代抗ヒスタミン薬 2. 鼻噴霧用ステロイド薬＋第2世代抗ヒスタミン薬・血管収縮薬配合剤
重症・ 最重症	くしゃみ・鼻水型	鼻噴霧用ステロイド薬＋第2世代抗ヒスタミン薬
	鼻づまり型、充全型	1. 鼻噴霧用ステロイド薬＋抗ロイコトリエン薬または抗プロスタグランジンD_2・トロンボキサンA_2薬＋第2世代抗ヒスタミン薬 2. 鼻噴霧用ステロイド薬＋第2世代抗ヒスタミン薬・血管収縮薬配合剤 ＊必要に応じて、点鼻用血管収縮薬を1～2週間に限って用いる ＊症状が特に強い人には経口ステロイド薬を4～7日処方する

　個々のクスリについて、特徴などをお話ししましょう。

6. クスリあれこれ
～第2世代抗ヒスタミン薬

	薬品名	一般名
第2世代	ケトチフェンフマル酸塩	ザジテン
	アゼラスチン塩酸塩	アゼプチン
	オキサトミド	セルテクト
	メキタジン	ゼスラン、ニポラジン
	エメダスチンフマル酸塩	ダレン、レミカット
	エピナスチン塩酸塩	アレジオン
	エバスチン	エバステル
	セチリジン塩酸塩	ジルテック
	レボカバスチン塩酸塩	リボスチン
	ベポタスチンベシル酸塩	タリオン
	フェキソフェナジン塩酸塩	アレグラ
	オロパタジン塩酸塩	アレロック
	ロラタジン	クラリチン
	レボセチリジン塩酸塩	ザイザル
	フェキソフェナジン塩酸塩/塩酸プソイドエフェドリン配合剤	ディレグラ
	ビラスチン	ビラノア
	デスロラタジン	デザレックス
	ルパタジン	ルパフィン
第1世代	d-クロルフェニラミンマレイン酸塩	ポララミン
	クレマスチンフマル酸塩	タベジール

　ヒスタミンはアレルギー反応の主役です。鼻に花粉が入ってきて粘膜内の肥満細胞に取りつくと、ヒスタミンが放出されます。その結果、鼻の粘膜の知覚神経を刺激し、その刺激がくしゃみ中枢に伝わって、くしゃみが起こります。花粉を吹き飛ばすためですから、連続して起こり、回数も多いことが、花粉症の特徴です。同時に、鼻腺も刺激して花粉を洗い

流すために鼻水を出させます。だから、花粉症の鼻水は風邪とは違って、透明でサラサラ、しかも大量です。

　ヒスタミンがその力を発揮するには、細胞の表面にある受容体（H1）と結合しなくてはなりません。この抗ヒスタミン薬は、受容体に結合して次のヒスタミンの結合を防ぎ、症状を和らげます。

　抗ヒスタミン薬を最初に開発したのはイタリアの薬理学者ダニエル・ボベットで、その功績で1957年、ノーベル生理学・医学賞を受賞しています。ただ、このクスリは開発段階から「副作用」と熾烈な戦いを繰り広げることになりました。

　というのも、ヒスタミンの受容体は肥満細胞だけでなく、いたるところの細胞の表面にあり、なかでも脳細胞にはたくさんあるからです。脳内でのヒスタミンの機能は覚醒、記憶や学習の増強、自発運動量の増加などで、これらの作用が抗ヒスタミン薬で妨害されると、非常に困ることが起こります。その一つが中枢抑制作用、いわゆる「眠気」で、患者のほうから「眠気が少ないクスリをお願いします」という要望を医師に伝えることが多くなりました。もう一つが「インペアード・パフォーマンス」で、眠気など感じてなくても、覚醒レベルが低下したことにより、学習能力や判断力が低下してしまうことです。初期の抗ヒスタミン薬であるクロルフェニラミンの最少1回量でも、ウイスキーを3杯飲んだ時と同様の学習能力などの低下が起こると言われていて、確かに、これでは車の運転や高所の作業などは危険です。

それだけではなく、抗ヒスタミン薬は脳内や体中のアセチルコリンの受容体にも結合します。そこで起こってくるのが、いわゆる「抗コリン作用」といわれるもので、口が渇いたり、便秘になったり、タンが粘っこくなって吐き出しにくくなったり（気管支喘息の方にとっては大変です）するのです。

　だから、なるべく効き目を落とさずに、脳内のヒスタミン受容体への移行を防ごうと、さまざまな開発努力がなされました。「第2世代」とあるのは、その努力の結果、脳内への移行をかなり減らせる、つまり眠気などを起こりにくくなった薬剤のことで、同時に、抗コリン作用についても改良されています。それくらい従来のクスリは作用時間が短かったり、抗コリン作用が強くて前立腺肥大や緑内障を悪化させたり、眠気が強くなるという副作用があって、長くのむには適さないクスリだったのです。

　新しいビラノアやデザレックスの添付文書には、「のんだら乗るな」などという注意は、ほとんどありません。ただ、他の第2世代の抗ヒスタミン薬には、以下のように自動車運転を禁止及び注意の明記がなされています。

- 運転禁止～ザジデン、アゼプチン、セルテクト、ダレン、レミカット、ゼスラン、ジルテック、アレロック、ザイザル
- 運転注意～エバステル、アレジオン、タリオン、ルパフィン

　効果として、鼻水が止まるし、くしゃみもおさまります。

第3章 シーズンだけ乗り切りたい人に

これら鼻炎症状は、花粉症の人が最も多く悩まされるものですが、そのほか、目がかゆいという結膜炎様症状や、目の周りがかゆいという皮膚炎様症状、喉に違和感を感じる咽頭炎様症状、咳が出るという気管支炎症状など、鼻炎以外の症状を抑える力もあります。

だから、花粉シーズンになって、鼻水、鼻づまりだけでなく、目が真っ赤になってかゆくなり、目の周りの皮膚もかゆくて、喉に不快感があって、咳も出るという人が抗ヒスタミン薬をのむと、全ての症状から一挙に解放されるということもあるのです。

また、ジンマシンにも著効ですし、湿疹やかぶれにも有効です。花粉症患者で、時々蕁麻疹が出て、水洗いなどで手に湿疹も出やすいという人(実際にはとても多いのです)にも、第2世代の抗ヒスタミン薬は非常にありがたいクスリといえるでしょう。

つまり、第2世代抗ヒスタミン薬は、抗ヒスタミン作用が主ですが、その他多彩な抗アレルギー作用を持っていて、一口で言うと、抗ヒスタミン作用を持った抗アレルギー薬なのです。

しかも第2世代は、新しいものほど眠気や口の渇きなどの副作用が起きにくく、夕食後1回で服用回数が少なくてすむという長所がある反面、効き目が出るのに時間がかかること、発売間もない新薬は薬価が高いことなど、第1世代に比べての違いがあります。

クスリの種類が多く、特徴もそれぞれ違いますから、患者の重症度などに合わせて、その人にあったクスリを、なるべく早く選択するのが、医師の腕です。また、いくつかはOTCとなっていて薬局で買えますから、主治医がどんなクスリを自分に処方し、その効果はどれほどだったかなどを考えて、購入する時の参考にしてください。

■第2世代抗ヒスタミン薬の強さと眠気の比較

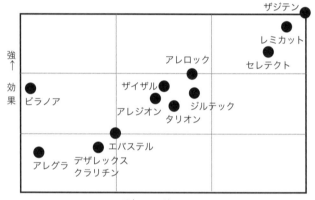

　ちなみに、第2世代の中ではアレジオンが1994年、アレグラが2000年の国内発売です。そのアレジオンが「アレジオン10」（現在は「アレジオン20」）として薬局で買えるようになったのが2011年、アレグラが「アレグラFX」となって買えるようになったのが2012年でした。これは花粉症治療上、特筆するべきターニングポイントで、それまでの処方薬が薬局で市販されるようになる流れを作ったものです。

待合室で待たなくてすむ患者さんには朗報で、医療者も長時間労働から解放され、製薬会社も潤うという三方良しのようですが、反面、それまで医師任せだった薬剤の選択を、患者自身がやることになりますから、これまで以上に薬剤に対して、ネット情報に頼ることなく、医学的に正確な知識を蓄えなくてはならないということになったのです。

発売年度	商品名
1994	アレジオン
1996	エバステル
1998	ジルテック
2000	タリオン、アレグラ
2001	アレロック
2002	クラリチン
2010	ザイザル
2016	デザレックス、ビラノア
2017	ルパフィン

第2世代抗ヒスタミン薬の特徴をまとめると、以下のようになります。

1. 中枢抑制、抗コリン作用などの副作用が少ない
2. 全般的な改善度は良い
3. 鼻づまりに対する効果が第1世代よりもある
4. 効果の発現は遅いが、持続は長い
5. のみ続けることで改善率が上昇する

> コラム

ディレグラ配合錠

　第2世代抗ヒスタミン薬の中で、一つ変わり種があります。2013年に発売された抗ヒスタミン薬とα交感神経刺激薬の配合剤「ディレグラ」です。2000年に発売されたアレグラに、塩酸プソイドエフェドリンというα交感神経刺激薬を加え、鼻づまりに効果が薄かった第2世代抗ヒスタミン薬を「進化」させたもので、海外では「アレグラD」、「テルファストD」という名称で発売されています。

　もともとアレグラは眠気が少ないマイルドなクスリでした。一方、塩酸プソイドエフェドリンは交感神経を刺激して血管を収縮させ、鼻づまりを改善するもので、全身の血管が収縮しますから目の血管も収縮させ、充血やかゆみを取ることも期待されています。

　のみ方は1回2錠、1日2回、空腹時に服用します。

　ただ、使い続けるのではなく、鼻づまりが良くなったら、普通の第2世代抗ヒスタミン薬に変える必要があること、錠剤がけっこう大きく、あまりのみやすくないこと、便秘薬になどに入っているマグネシウムなどと一緒にのむと、吸収率が4割も低下することなどの欠点もあります。

　また、重症の高血圧や心疾患、緑内障、尿閉などがある人には使えませんし、糖尿病の方にも慎重投与になります。アレグラが効かなかった人にも向いていません。ただ、ガイドラインにも記載されましたから、上手に使うこと、これが一番です。

今でも処方される「ポララミン」

 いま花粉症治療に、第1世代の抗ヒスタミン薬が処方されることはほとんどありません。唯一、生き残っているのが「ポララミン」です。1964年から発売されている最も古い抗ヒスタミン薬で、速効性で持続時間も長く、くしゃみ、鼻水、皮膚のかゆみにはよく効く、効果も最も強い部類に入ります。反面、眠気が強く、集中力も低下し、頭が重くなり、喉も乾きます。胃腸の動きを低下させるので、下痢や吐き気などが起きたりもします。車の運転前や試験の直前などは避けたほうが賢明で、前立腺肥大症などの方には向いていません。ただ、かゆみなどで夜眠れない人などにはいいクスリですし、何より妊娠している人にも安心して使えるのがメリットです。
授乳中に関しては、お母さんがのんだポララミンが母乳に移行するかどうかについて意見が分かれていて、もし赤ちゃんがいつもよりも長く寝ているなどがあれば、服用を避けたほうが無難でしょう。1日4回まで服用でき、ポララミン錠2mg6円です。

7. クスリあれこれ
～化学伝達物質遊離抑制薬

薬品名	一般名	経口	点鼻	点眼
クロモグリク酸ナトリウム	インタール		●	●
トラニラスト	リザベン	●		●
アンレキサノクス	ソルファ	●	●	
ペミロラストカリウム	アレギサール	●		●
	ペミラストン	●		●

　肥満細胞からヒスタミンなどの化学伝達物質が分泌されるのを抑えるクスリです。共通する特徴は、副作用が少ないことで、とくにヒスタミンにはかかわらないので、眠気などの副作用がありません。のみ続けると効果が発揮できるのですが、そうなるまで時間がかかること、効果がマイルドで軽症の方に向いていること。鼻水やくしゃみだけでなく、鼻づまりにもそれなりの効果があることも共通で、比較的軽症の方の「初期療法」に処方されます。

　ただ、インタールは抗アレルギー薬、喘息薬の先駆けですし、リザベンはケロイドや瘢痕をよくする効果など、抗アレルギー作用以外の効果が注目されています（ソルファは2017年発売中止になりました）。妊婦への安全性は、どのクスリも確認されていません。

　クスリの特徴は以下の通りです。

　1. 連用により症状の改善率が上昇する
　2. 効果がマイルドなため、効果発現が遅い
　3. 鼻づまりにもやや効果がある

4. 副作用が比較的少ない

5. 眠気がない

コラム

インタール開発

　喘息の治療薬が気管支を広げるタイプしかなかった1950年代当時、最大の問題は、効きそうな物質が見つかっても、その効果を判定するものがなかったことです。その時モルモットアレルギーで喘息となった男性が、自分を実験台に、と申し出ました。そして彼はモルモットの毛皮から抽出したエキスを吸入して喘息発作を起こし、候補物質を片っぱしからテストし、数年後、ヨーロッパで古くから呼吸器系の病気に使われてきた「アンミ」と言う植物の実の主成分が、よく効くことを発見します。しかもそれは発作を起こす10分前に飲むと発作が予防できたのです。1963年のことでした。そして、長時間効き目が持続する物質の合成に成功、その効果を確認するため、より丁寧に合成した物質を彼が試したところ、予防できるはずの喘息が起こってしまいました。つまり第1回で合成した物質に含まれていた不純物にこそ、喘息予防効果があったのです。この不純物がクロモグリク酸ナトリウムです。彼の挑戦はさらに続きます。インタールはのんでも吸収されず、吸入するしかなかったため、吸入力の弱い子供や老人では十分に吸入できませんでした。そこで彼は先の大戦で戦闘機に乗った経験から、カプセルを吸入具に入れ、吸い込む力でプロペラを回転させるスピンヘラーという器具を発明し、1971年、インタール は吸収式の喘息薬としてデビューしたのです。ただ彼、ロジャー・アルトーニアンは、長年の実験がたたったのか、1987年、65歳でこの世を去りました。

8. クスリあれこれ
〜抗ロイコトリエン薬

薬品名	一般名
プランルカスト水和物	オノン
モンテルカストナトリウム	シングレア
	キプレス

　ロイコトリエンはヒスタミン同様、アレルギー反応によって作られる化学物質です。ヒスタミンが花粉が入った直後にくしゃみや鼻水を起こさせる「即時相反応」の原因なのに対し、ロイコトリエンは少し時間をおいて現れる「遅発相反応」の原因です。そのロイコトリエンを抑えるこのクスリは、最初、気管支喘息の治療に使われていました。

　鼻粘膜に炎症を起こすのはヒスタミンと同じですが、ロイコトリエンは血管を拡張させて鼻の粘膜を腫脹させ「血管の透過性」を増大させます。正常な血管なら通過させない血漿成分や白血球などがどんどん粘膜組織に出て行って、さらに粘膜を腫脹させて鼻づまりを起こすのです。そこで、ロイコトリエンが鼻の粘膜や気管支にある受容体に結合するのをふせぎ、粘膜のむくみや腫れを抑制する、というのが、このクスリです。主に鼻づまりの改善に使われますが、くしゃみや鼻水にもある程度の効果はあります。

　頑固な鼻づまりがどれほど辛いかは、一度でも経験すればよくわかります。眠れないし、頭痛もする、夜中何度も起きる。

しかも、鼻づまりに効果的な市販薬はありません。市販の噴霧剤がいいという人もいますが、あとで説明するように市販の鼻スプレーは危険で、なるべくなら使って欲しくない商品です。

　だから、毎年鼻づまりが辛いという方は、ぜひ花粉シーズン前に専門医を訪ねて下さい。ここにあげた抗ロイコトリエン薬は、効果が出てくるまで約1週間ほどかかります。しかし、きちんとクスリが効くようになれば、分泌されるロイコトリエンをきっちりブロックして、鼻粘膜の浮腫を抑制するとともに、好酸球などが血管外に浸潤していくのを抑制し、過敏性が亢進していくのを防ぎ、症状を軽くできるのです。

　オノンは1日2回、シングレアとキプレスは1日1回の服用です。それぞれの効力に違いがないことが証明されていますから、自分で使いやすいクスリを使うように、医師に伝えて下さい。薬価もそれほど違いません。子どもさんにはドライシロップにもなっているオノンが処方されるでしょう。

　副作用は下痢や腹痛、吐き気などです。

　クスリとしての特徴は、以下の通りです。

1. 鼻粘膜の血管拡張や血管透過性を抑制して、鼻づまりを改善する
2. 鼻づまりに対する効果は第2世代抗ヒスタミン薬より優れている
3. 好酸球浸潤や鼻水が出るのを抑制する
4. くしゃみ、鼻水にも有効である

5. 効果発現は内服を始めて1週間程度で認められ、その後、連用で改善率が向上する

9. クスリあれこれ
〜抗プロスタグランジン D_2・トロンボキサン A_2 薬

薬品名	一般名
ラマトロバン	バイナス

　どちらも鼻づまりを起こすサイトカインですから、それらをの働きを抑えて鼻づまりを改善しようという内服薬です。
　仕組みとしては、鼻粘膜などのトロンボキサンの受容体を遮断して鼻づまりを改善する一方で、プロスタグランジン2の受容体も遮断して、鼻粘膜の過敏性を抑制するので、くしゃみや鼻水にも一定の効果があります。ただ、効果が現われるのに、のみ始めてから1週間以上かかること、副作用として血液が固まりにくくなるため、ワルファリンやアスピリンをのんでいる人には向きません。
　クスリとしての特徴は、

1. 鼻粘膜の血管拡張や血管透過性を抑制して、鼻づまりを改善する
2. 鼻づまりに対する効果は、第2世代抗ヒスタミン薬より優れている
3. 好酸球浸潤や鼻過敏症を抑える

4. くしゃみ、鼻水にも有効である
5. 効果発現は内服を始めて1週間程度で認められ、その後、連用で改善率が向上する。

が加わります。

Th1 と Th2

「リンパ球」は白血球の1種で、その70〜80%はT細胞です。Tとは胸骨の裏側にある胸腺（Thymus）のこと。ここでT細胞は作られ、主に感染した細胞を見つけて排除する免疫の司令官役を担っています。

T細胞にはヘルパーTとキラーT、そしてサプレッサーT（抑制）があり、抗原を見つけたヘルパーT細胞は、キラーTに命令をだし、キラーTは自分の数を増やして、抗原がくっついた細胞ごと破壊します。

ヘルパーT細胞は敵である抗原によってTh1とTh2という2つに分かれます。Th1が反応するのは細菌やウイルスで、同じリンパ球であるB細胞にどんな敵なのかを知らせて抗体を作らせる一方、キラーT細胞やNK細胞、マクロファージなどを活性化させて、細菌やウイルスを食べてやっつけたり、破壊します。この指令の時に出すのがインターフェロンγというサイトカインです。

一方、Th2が反応するのはダニやカビ、花粉など、アレルギーに関係するアレルゲンです。やっつけるために、今度はインターロイキン4や13という別のサイトカインを出して, B細胞にIgE抗体を作らせて攻撃します。

このTh1とTh2は、どちらか一方が過剰にならないように抑制しあっているのですが、そのバランスが崩れてTh2が優位になるとアレルギー反応が起きると言われています。

コラム

処方薬と市販薬

　スイッチOTC以外の市販の鼻炎薬や花粉症薬は,抗ヒスタミン薬、化学伝達物質遊離抑制薬、血管収縮薬、抗コリン薬、抗炎症薬などが合わさっています。中心は抗ヒスタミン薬ですが、多くは第一世代のもので、眠気や口が渇く副作用が起こりやすく、効いている時間も短いので、1日3回飲むなど、服用回数も多いものになっているはずです。血管収縮薬など、ほかの成分も入っている分、有効成分も少なく、効果は低いでしょう。

　だから市販のクスリだけで乗り切れるのならそれでもいいのですが、いろいろのんでも効かないとか、2週間のんでも効果がでない人は、病院へ行って、ぜひ一度、専門医の診察を受けてください。あなたにあった穏やかで充分な効果が得られるクスリや、もっと切れ味の鋭いクスリを手にすることが出来るでしょう。

　OTCはそれまで病院や医院で処方されていたクスリですから、それなりの効果はありますが、病院で処方を受ければ保険が適用されて7割引となり、初診料を加えても、ずっと安くなります。

　また、あとでお話ししますが、血管収縮薬の入った点鼻薬は、なるべく買わないこと。シーズン中、市販の点鼻薬を「何回」か使って乗り切れるのならいいですが、毎日使い続けて2本目を買うようになったり、鼻づまりがだんだん取れなくなった方は、耳鼻科を受診して相談したほうがいいでしょう。使っている点鼻薬が鼻づまりの原因だったという例は、あなたが予想する何倍も多いのです。

10. クスリあれこれ
～Th2サイトカイン阻害薬

薬品名	一般名
スプラタストトシル酸塩	アイピーディ

　Th2とは、ヘルパーT細胞という、免疫の司令塔役のリンパ球の一種で、ダニやカビ、花粉などのアレルゲンに反応し、B細胞を活性化させて、抗原（アレルゲン）を退治するための抗体を作らせるリンパ球です。問題は簡単に抗体を作りすぎ、反応が激烈化することですから、このリンパ球に働きかけて抗体を作りにくくしようというクスリです。ただ、長期間のみ続けないと効果が出ないこと、その効果も症状を強力に押さえ込むようなものではないため、花粉症の治療薬としてはあまり一般的ではありません。さらに胃腸障害や肝障害、腎障害の副作用が出る危険性もあります。

■花粉症 Q&A－その2

Q9: 花粉症の症状が出たら、どの病院へ行けばいいのでしょうか。

a: 鼻づまりなど、鼻の症状が辛い時は耳鼻咽喉科、目の症状がひどい時は眼科にかかればいいでしょう。もちろん内科や小児科、アレルギー科などでも診療を受けることができます。とにかく一度は病院へ行くこと、これを常識にしてください。

Q10: 症状が軽くなったら、薬をやめてもいいでしょうか。

a: 花粉症の症状の程度は花粉の飛散量によって変わります。雨が降ると、花粉は飛びませんから、その日の症状は楽になりますが、ここでクスリをのむのをやめると、次の大量飛散時に一気に症状が悪化することがあります。症状が軽くなっても、医師の指示がない限り、継続して服用したほうが、いい状態をキープ出来ます。毎日の規則正しい生活と服薬を心がけてください。

　また、「初期療法」を実施している人は、勝手にやめようなどと考えず、医師の指導に従って、シーズンが終わるまでのみ続けてください。

Q11: 花粉症のクスリは風邪薬と併用しても構いませんか。

a: 花粉症の経口薬の中には、抗ヒスタミン薬や血管収縮薬が含まれていることがあります。これは一般の風邪薬とも共通

する成分ですから、併用すると薬効がかぶり、血中濃度が上がって、眠気などの副作用が起こる危険性があります。服用前に医師と相談してください。また、酒などと一緒にのまないこと、飲酒後にのむなら3〜4時間は空けてください。

Q12: 去年のシーズンにもらったクスリをのんでもいいでしょうか。

a: どのクスリにも使用期限があります。よく効いたと感じていたのなら、そのクスリの名前を医師に伝え、同じものを処方してもらいましょう。

Q13: クスリを使っているのに、なかなか症状が治まりません。いつになったら効いてくるのでしょうか。

a: 症状や病態によっては、しばらくクスリをのみ続けなくては効果があらわれてこないこともあります。また、クスリによっては、抗アレルギー薬のように、すぐに効果が出ず、徐々に出てくるものもあります。病院で処方されたクスリは、自己判断でやめないようにしてください。

Q14:「初期療法」で早く治療を始めると、どのようなメリットがあるのでしょうか。

a: もし花粉症の症状が起こり始めていたとしても、ごく初期なら鼻粘膜にまだ炎症がすすんでいません。だから、その時期に治療を始めれば、粘膜の炎症の進行を止めて、早く正常

化させることができますので、重症化を防ぐことができます。

Q15: 高齢者ですが、クスリののみ合わせなど、何か注意するようなことはありますか。

a: 高齢者で緑内障や前立腺肥大、腎機能障害などの持病のある場合には、使ってはいけないクスリがあります。中枢神経抑制薬と併用することで、薬の効果が強くなったり、逆に弱くなったりする相互作用が起こって、昏睡や転倒など、思わぬ怪我をすることもあります。ほかのクスリをのんでいる場合には、診察の時に、必ず「お薬手帳」や処方薬全てを持参して、医師に見てもらってください。

Q16: 花粉症をひどくしないために、普段の生活の中では、どういうことに気をつければいいのでしょうか。

a: 一般的な注意事項として、睡眠をよくとること（睡眠不足にならないこと）、生活習慣を乱さないことが、正常な免疫機能を保つ上で重要です。また、風邪を引かないこと、酒の呑み過ぎに気をつけること、タバコを控える（禁煙も）ことも、鼻の粘膜を正常に保つために重要です。

11. クスリあれこれ
　　～鼻噴霧用ステロイド薬

　2016年のガイドラインでもっとも大きく変わったのは、「鼻噴霧用ステロイド」が、様々な症例で使うようにと勧められていることです。初期療法で使う薬剤の一つでもあり、中等度以上では、どちらかというと、鼻噴霧用ステロイドが治療の主力のようにも見えてしまいます。

　ステロイドと聞いて、二の足を踏まれる方がいるかもしれませんが、その心配は杞憂です。

　なぜステロイドが必要か。理由は極めて簡単です。症状がひどいときは、粘膜の過敏性が非常に強くなっていて、そこに好酸球など、いろいろな炎症細胞がとりつき、ひどい炎症が起こっています。そんな浸潤してきた細胞を抑えられるのはステロイドしかないからです。鼻づまりはもちろん、鼻水にもクシャミにも効果があります。

　しかも、鼻に噴霧するステロイドは、微量で、患部に直接作用します。血液にはほとんど入りませんから、全身への影響はあってもごく少なく、子どもさんや妊娠している方、授乳中の方でも、ほとんど安心して使えます。

　ステロイド、つまり副腎皮質ホルモンには確かに副作用がありますが、必要以上に騒がれすぎているのも、また事実です。副作用が出るか出ないかは、ステロイドそのものではな

く、ステロイドが体内に入った量で決まるからです。

のんだり、注射をした時に現われるステロイドの副作用には、高血圧、脂質異常症、胃潰瘍、骨粗鬆症、脂肪が沈着して顔がまん丸になるムーンフェイス、肩から首にかけて太るバッファロー肩、感染を起こしやすくなったり、食欲亢進、糖尿病、緑内障や白内障、大腿骨や上腕骨の骨頭部の壊死、うつなどがあります。しかし、それはかなりの量のステロイドが全身に入って影響した結果です。

一方、鼻に噴霧した時の副作用は、鼻の刺激感や乾燥感、鼻中隔の粘膜が弱くなったための鼻血くらいしかありません。内服や注射にくらべて、体の中に入る量が2％以下と、ごく微量でしかないからです。

ステロイドの噴霧薬は、クシャミや鼻水にも、鼻づまりにも効果があります。ただ、鼻水やクシャミには2〜3日で効果が出ますが、鼻づまりの改善には人によっては1週間ほどかかります。この間、すぐに効果が感じられなくても、噴霧を続けてください。

また、外出先での噴霧が難しいような時には、1日2回の噴霧を、1日1回と、クスリが半量になっても大丈夫ですし、

薬品名	一般名
ベクロメタゾンプロピオン酸エステル	リノコート
フルチカゾンプロピオン酸エステル	フルナーゼ
モメタゾンフランカルボン酸エステル水和物	ナゾネックス
フルチカゾンフランカルボン酸エステル	アラミスト
デキサメタゾンシペシル酸エステル	エリザス

1年間、ずっと連用しても大丈夫です。ステロイドの噴霧薬は有効性と安全性が証明された、いい治療法なのです。

a. 使っている人は結構少ない

しかし、巷の評判はあまりいいとはいえません。使っている患者さんの割合がまだ少なく、使った人でも、「効かない」と思っている人が少なくないからです。理由は、効果が実感できるまで1週間程度かかること。それは抗アレルギー薬の内服でも同じなのですが、鼻の噴霧剤では、「すぐに効く」と評判の市販のスプレー剤があることが、かなり影響しているためかもしれません。

しかし、それは大変危険な誤解です。スプレーすると、スッと鼻が通って鼻づまりが解消したと思わせる市販のスプレー剤には、鼻噴霧用ステロイド剤に入っていない血管収縮薬が入っています。つまり、強力なのではなく、クスリの成分そのものが違うのです。

なぜ医師が処方する噴霧薬にはほとんど入っていないのか。その理由も明快で、血管収縮薬が入った噴霧薬を頻繁に使い続けていると、リバウンド現象がおき、鼻づまりがさらに悪化するからです。

鼻づまりは嫌なもの、それがシュッと噴霧したとたん、スッと通るのは快感ですが、その効果が短いため、1日に何度も噴霧するようになります。そうすると、かなりの割合で依存性が生まれ、止めるとひどいリバウンド症状が起きるし、使い続けると、鼻の粘膜、特に一番下でヒダのように張り出

している「かびこうかい下鼻甲介」というところが変質して厚くなり、かえって鼻が詰まります。そのために、ますます鼻噴霧薬が手放せなくなるという、どうにもならない状況に追い込まれ、「薬剤性（肥厚性）鼻炎」という、治療に手こずる厄介な病気になってしまうのです。

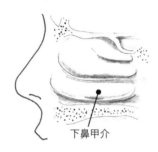
下鼻甲介

　だから、鼻の噴霧薬は、市販の製品はもちろん、医師が処方するものであっても、血管収縮性の鼻噴霧薬は長く続けないようにしてください。以下は医師の処方薬ですが、もし、成分のところに、

- 塩酸トラマゾリン（商品名 AFP、旧トーク）
- 硝酸ナファゾリン（商品名プリビナ）
- 塩酸オキシメタゾリン（商品名ナシビン）
- 硝酸テトラヒドロゾリン（商品名ナーベル、ABC 点鼻）
- 塩酸テトラヒドロゾリン（商品名コールタイジン）

などとあったら、この血管収縮薬が入った点鼻薬です。とくに２歳未満の乳幼児の使用は禁忌で、ABC 点鼻スプレー、ナーベル点鼻液、コールタイジンスプレーは、原則として、６歳以上に使うこと、となっています。

鼻噴霧用ステロイド薬の特徴は以下の通りです。

1. 効果は強い
2. 効果発現に約1〜2日（くしゃみや鼻水）、鼻づまりには1〜2週間
3. 副作用は少ない
4. 鼻アレルギーの3症状（くしゃみ、鼻水、鼻づまり）に等しく効果がある
5. 噴霧したところにだけ効果が発現する

b. ステロイド鼻噴霧薬を使う時には、

まず、

1. 鼻をよくかんで、通りをよくします。（鼻水が多いと、クスリが鼻水に吸収されて効きません）
2. 次に、よく手を洗ってください。

薬剤性（肥厚性）鼻炎の治療

　治療の第一歩は、血管収縮性鼻噴霧薬からの脱却です。そして、副鼻腔炎などが合併していないかをよく診察した上で、治療は花粉症と同時並行で行ないます。使うクスリも、花粉飛散がピークの時と同じ、ステロイドの鼻噴霧薬と抗ヒスタミン薬、あるいは抗アレルギー薬の内服ですが、時にはセレスタミンなど、経口ステロイド薬の内服もしなくてはなりません。治療を続けるには医師の慎重な対応が必要で、状態が良くなるまで、かなり頻繁に通院する必要があります。それでも状態が良くならなければレーザーなどの手術（後述）を考えますが、再発することもしばしばある、という厄介な病気なのです。ご注意ください。

3. 頭をうつむき加減にして、片方の鼻をふさぎ、容器をよく振ってから(特にアラミスト、しかし振らない容器もあります)、キャップを極力捻らず、まっすぐに引き抜いて(特にナゾレックス)先端部分をもう片方の鼻に入れて噴霧してください。(各鼻2回噴霧する点鼻薬は、液だれ防止のため、交互に1回ずつ噴霧します)
4. 噴霧したら、一度、鼻で息を吸い、鼻の中にクスリがよくいきわたるようにします。気持ちが悪いからといってすぐ鼻をかまず、しばらくそのままの姿勢でいてください。そのあと、もう片方の鼻に、同じことを繰り返し、指示された回数を両方の鼻に噴霧します。
5. 新品の点鼻薬は、何度か空噴霧をして、クスリが一定量噴霧されることを確認します。
6. 終わったら、点鼻薬の先端をティッシュで拭き取り、綺麗に保ちます。(鼻のかみかたなどは4、5章でお話しします)

　1日1回の点鼻でいいのは、アラミストとナゾレックスです。1日1回では物足りないと思われる方はフルナーゼ(1日2回)がいいかもしれません。よくいわれる点鼻薬のまずいところは、点鼻後の液だれや、その液が喉に落ちてくる違和感です。それが嫌な方は、粉末を噴霧するエリザスがいいかもしれません。液だれがなく、女性なら化粧崩れの心配がありません。その代わり、スプレー前に4回ほど、容器を押す必要があります。

ステロイドの鼻噴霧薬は、クスリによる効果の差が確認されていません。だから、使いやすい点鼻薬、使い慣れた点鼻薬が一番です。また、処方された点鼻薬は、一度はそれがなくなるまで使ってみること。花粉症の症状が出てからではなおさらです。途中で止めないことはもちろん、症状が良くなっても止めないということが重要で、花粉飛散前から飛散が終わるまで使い続けるものだと考えてください。

　また、フルナーゼ点鼻薬は血管運動性鼻炎に、エリザス点鼻薬は副鼻腔炎にも保険適応があります。

　しかし、アラミスト、ナゾレックス、フルナーゼ、エリザスの成分を使った市販薬はありません。OTCで市販されているパブロン鼻炎アタックやコンタック鼻炎スプレー、ナザールARなどは、リノコートと同じ成分のベクロメタゾンプロピオン酸エステルです。

　というわけで、ステロイド点鼻薬を使うときの注意として、

1. 容器を分解しない
2. 針で噴霧部分を突かない
3. 寝転んだ姿勢で使わない
4. 毎日正しく点鼻することで、効果が実感できる（毎日、点鼻しないと効きません）
5. 指定された噴霧回数以上に噴霧しないし、点鼻回数も増やさない（効果は変わりません）
6. 途中でやめない、1本は使い切る（ステロイド鼻噴霧薬は効果が実感できるのに時間がかかります）

などがあります。

12. クスリあれこれ
〜経口ステロイド薬

のむタイプのステロイドの代表がセレスタミンです。第1世代抗ヒスタミン薬のポララミンに、リンデロンの成分であるベタメタゾンをプラスした、すなわち抗ヒスタミン薬とステロイドがいっしょになった配合剤ですから、ヒスタミンの作用を抑えるとともに、炎症を抑えたり、アレルギー反応を予防するステロイドの働きも持っています。

錠剤とシロップの2種があり、副作用として胃の不快感があるため、食後に服用となっています。

最大の特徴は、1回服用しただけでも、多くの人が効果を実感できる即効型の花粉症治療薬ということです。しかし、主成分はステロイドですから、ダラダラとのみ続けるのではなく、のみ始める前に、1、2週間先のやめるときを決めておきます。いってみれば、症状を抑えるための最後の手段で、連続投与の場合は、1日2〜3錠なら3〜5日、1日1錠なら2週間が限度です。

緑内障や前立腺肥大の人は服用できません。抗ヒスタミン薬が持っている抗コリン作用も強く、眼圧の上昇や尿道筋肉の収縮と弛緩のバランスの変化を起こす可能性があるからです。抗ヒスタミン薬の副作用として、喉が乾くし、残尿感も

あるし、眠気も強く、吸い込まれるように眠くなります。

のんでいる間は、酒はできるだけ控えます。眠気やふらつきなどの副作用が出やすくなるからです。また、ステロイドをのんだときに起こる、高血圧などの副作用の他に、胃の不快感や吐き気、下痢などが起こる危険もあります。

とにかく症状のひどい急性期にだけ服用し、長くのむ薬ではないことをしっかり認識してください。よく効くからと、安易に服用し続けるのはいろいろな意味で危険です。また、セレスタミンをのんだということは、ステロイドの全身投与になりますから、スポーツ選手の場合、ドーピング検査に引っかかります。競技前のアスリートには勧められません。その点、鼻の噴霧薬なら申告書があれば大丈夫です。

●ステロイドの注射は専門医なら絶対にやりません

今でも、「注射一発で花粉症を治す」などの触れ込みで宣伝している施設があります。これはデポ型と言って、体の中に長く留まるようにしたステロイドを筋肉注射するもので、新薬とか魔法のクスリと言ったりしていますが、もちろんそうではありません。何回もこの注射（ケナコルトA）を受けていると、注射したところの筋肉が硬く萎縮してしまい（頻度が高い）、月経が不順になり、糖尿病になるなど、重い副作用が出ます。しかも、そんな副作用が出たときにはステロイドが体の中に入ってしまっていて、どうすることもできません。他にいい治療法があるいま、専門医は絶対にやらない

方法だということを知っておいてください。

　というわけで、花粉症でステロイドを使う時は、
- 鼻噴霧タイプのステロイドが第一選択
- それでコントロールできない時は内服のステロイド
- その内服期間はできるだけ短く

が、原則です。

13. クスリあれこれ 　〜注射療法、ヒスタグロビンと 　　ノイロトピン、そして

　花粉症に対するステロイド以外の注射療法には、ヒスタグロビンとノイロトロピンがあります。

　ヒスタグロビンは「単独使用は少なく、薬効機序(薬が効くメカニズム)が必ずしもあきらかではない」と、ノイロトロピンは「作用機序は不明な点が多く、速効性はない」と、ガイドラインでは、どちらもかなり消極的な書き方がされています。

　ヒスタグロビンは国内の献血から集められたγグロブリンに、ヒスタミンを加えた生物製剤です。ヒスタミンに対する抗体として働き、その力を弱めるとされています。あらゆるアレルギーの発症に関係するのがヒスタミンですから、このヒスタグロビンもあらゆるアレルギーに効果があるといわれています。ただ、その力を発揮するには、週1〜2回、クリ

ニックに行って注射を受けることを３週間続けなくてはなりません。毎週病院へ行くことができる人が対象で、激しい喘息の患者さんや月経前後や妊娠している女性には禁忌とされている注射製剤です。

　ノイロトロピンはワクシニアウイルス（種痘ワクチンの成分）を接種したウサギの皮膚組織のエキスから作られた注射製剤で、元々は腰や首が痛む人に投与していたクスリです。それが花粉症にも効果があるといわれ、使われるようになりました。ただ、単剤では効果が弱いため、ヒスタグロビンと一緒に使われることが多いようで、週に１～３回、皮下注射での投与となります。鼻水などの症状は、ヒスタミンやロイコトリエンが鼻粘膜に働き、アセチルコリン受容体を増やすことで起こるのですが、ノイロトロピンは、そのアセチルコリン受容体が増えるのを抑える効果があります。

　どちらにしても、他によい方法がありますから、ステロイドの注射同様、積極的にはオススメできない治療ですが、近い将来、画期的な注射製剤が登場するかもしれません。現在、花粉症に対して治験中で、2020年には結果が出るオマリズマブ（商品名ゾレア）です。

　このゾレア、すでに重症喘息の最終コントロール薬として2009年に認可されています。喘息の患者にはこれまで吸入ステロイド薬を中心に治療してきましたが、症状がコントロールできない場合、本当に治療に難渋していました。そのような人のために導入された最終兵器がゾレアです。

喘息はI型アレルギーに属します。I型アレルギーは体内に侵入した抗原に対して、B細胞がIgEというグロブリンを作り、これがマスト細胞と結合して、様々な炎症性メディエーターを放出して発作が起こります。ゾレアはそのIgEにだけくっついて働きを阻害するモノクローナルの抗体製剤なのです。全てのIgEにくっつけば、症状はでません。

　重症の喘息になると、呼吸困難のため、今でも年間2000人が亡くなっています。そのような患者を対象に、それまでの吸入ステロイドに加えて、ゾレアを4週間に1度、皮下注射したところ、喘息の発作を50%防ぎ、ステロイド薬の使用量を70〜80%減らし、さらに40%の方はステロイドの吸入を止めることができました。最後のクスリと言われるにふさわしい成績です。

　花粉症も、喘息と同じI型アレルギーですから、誰もが花粉症にも効果があるのではと考えます。実際、治験の時には、喘息よりも効果が高いと言われていたのです。しかし、花粉症は、保険適応になりませんでした。

　理由の一つが値段です。生物学的製剤といえば、関節リウマチの治療薬が有名ですが、リウマチでは生物学的製剤の薬価の高さが問題になっています。ゾレアも、注射1回分70,503円します。シーズン中、月に一度の割合で打つと軽く20万円を越し、3割負担でも6〜7万もかかります。花粉症患者はざっと2000万人といわれていますから、重症に限っても、国庫負担が激増することは容易に予想できました。

だから、効果があるのはわかっていながら、適応を見送ったのです。ただ、誰にでもということではなく、かなり制限のついた使い方がされればいいのかもしれません。どうやっても症状が良くならない花粉症の患者には素晴らしい朗報だと思います。

14. クスリあれこれ～漢方薬

ガイドラインで、プラセボとの比較対象試験が行なわれ、有効性が証明されたのは「小青竜湯」だけ、とされています。

この小青竜湯は、交感神経刺激薬のエフェドリン類が含まれ、気管支拡張薬と同様の作用をする「麻黄」、穏やかな発汗、発散作用がある「桂皮」、痛みを和らげる「芍薬」、咳やアレルギー症状を抑える「半夏」や「五味子」、「細辛」などが含まれます。(他に乾姜と甘草が入って、計8種類)

多くの場合、漢方薬に詳しい医師が処方することになります。顆粒になっていますから、お湯に溶かして食前か食間の空腹時に、ゆっくり飲むといいとされています。(ムカつくときは水でも)

重い副作用の報告はありませんが、配合されている甘草を大量服用すると、偽アルドステロン症といって、むくんだり、血圧が上がることもあり、間質性肺炎と肝障害も報告されています。もし呼吸が苦しくなり、皮膚や白目が黄色くなる症状が出たら、すぐ医師に連絡してください。

15. 目の症状への対処法

　ある薬品会社のアンケートで、花粉症患者の8割が目の症状にも困っていることがわかりました。

　春の花粉シーズンは空気が乾燥する時期です。空気が乾燥するほど花粉は空中で舞いやすく、そんな花粉が密閉された地下街や建物に入り込むと、延々と飛散され続けます。また、乾いた空気は目からも水分を奪い、粘膜は敏感になり、目がゴロゴロする、かゆい、眩しい、涙が出る、充血して真っ赤になるなどの症状が、患者さんを襲います。

　もっとも辛いのは「かゆみ」でしょうか。一日中イライラして、仕事にも勉強にも集中できません。他の病気のかゆみの時もそうですが、体温が上がり体が温まってくると、発作のように、突然「かゆい!」感じに襲われます。我慢しなければとわかっています。わかってはいるのに……一度、こすってしまうと、もう止まりません。ハッと気がついたときには、目は真っ赤、ふさがるくらい腫れていて、慌てて冷やしても後の祭り、ということになってしまいます。

　かゆいほか、涙が出たり、ゴロゴロする異物感を感じる目の症状は、アレルギー性の結膜炎を起こしているためで、効果があるのは、化学伝達物質遊離抑制薬や抗ヒスタミン薬が入った点眼薬、目薬です。この目薬で効果がない時には、ステロイド点眼薬も使います。

目薬には医師の処方薬も市販品もありますが、その前に、時間をやりくりして、一度は眼科医に診てもらいましょう。多くの場合、花粉が飛ぶ頃に症状が出てきたら、花粉症による目の症状ですが、そうではないことも時にはあるからです。

　眼科医のところに行くのは、一度でも目の症状に苦しんだ人なら、シーズン前がベストです。目にも「初期療法」は有効で、予防的に目薬を使うなら、早ければ早いほどいいからです。

　患者に自覚はありませんが、スギ花粉症の場合、スギの花粉が出来上がった12月くらいに、空気の乾燥と相まって目の粘膜でのアレルギー反応が始まっているといわれています。その頃から抗アレルギー薬が入った目薬を使っていれば、シーズンに入っても、ずいぶん症状は違うでしょう。目も鼻と一緒で、一度症状がピークを迎えてしまうと、その後花粉が減っても、アレルギー反応はすぐには収まりません。先手必勝、症状の軽いうちから治療を始めるのがコツなのです。

　かゆい時の使い方は、両目交互に1回2〜3滴ずつ、1日4回くらいさすこと。その点眼前に、冷たい水で顔と目を洗うと、さらに効果が上がります。ヒスタミンに反応する神経は目頭や目の周りの皮膚の浅いところに伸びていますから、冷やすと効果があります。その時には、手も一緒に洗って、清潔にしておきましょう。花粉も、洗うことで落とせます。

　洗浄用として使うのは、冷蔵庫で冷やしておいた防腐剤の入っていない人工涙液が一番です。目から溢れるくらい2、

3滴さして、溢れた分を軽くティッシュで拭き取ります。気持ちがいいし、目の乾きを和らげる効果もあります。

　目薬でも、指示された用法、用量を超えた使用はしないという注意は大切です。とくに充血を取るという効果が売り物の市販の目薬には血管収縮剤が入っていますから、鼻の噴霧剤と同じく、長期間使うと、目でもリバウンドを起こして、かえって慢性的な充血を起こすことがあります。

　さらに、まぶたなどの目の周囲の皮膚は、体の中でもとくに薄いデリケートな部分です。こすった時、かき壊さないように注意してください。花粉皮膚炎を起こしているかもしれませんから、皮膚のかゆみでつらい時は主治医に相談して、皮膚科を受診すれば、よいかもしれません。

　近ごろもっともいけないのは、花粉が舞っているシーズン中に、戸外でスマホを見ながら歩くことです。歩きながら目を見開いて、小さなスマホ画面を覗き込む行為は、花粉が付着する機会をわざわざ作って、目を乾燥させているようなものですから。

●コンタクトレンズは

　コンタクトレンズが花粉症のアレルギー症状を悪化させる要因の一つ、という眼科医も少なくありません。清潔に使っているつもりでも、使い捨てレンズでも、レンズの表面は目の分泌物や化粧品がついていて、けっこう汚れています。花粉がなくても、まばたきだけで、その汚れで上まぶたの裏側

がこすれて、結膜炎が起こることもあるくらいで、その時、目をこすりすぎると、よけいに悪化させてしまいます。

　また長年、コンタクトを使っていると、目が鈍感になって、相当悪化するまで気づかないこともあります。そのまま放置すると、結膜炎になって目ヤニなどの分泌物が増え、レンズが汚れて、さらにアレルギー症状が悪化するという、負のスパイラルに陥ってしまいます。まぶたの裏側にブツブツがたくさんできて、巨大乳頭結膜炎になってしまうと、コンタクトを外して治療をしなくてはなりません。

コラム

市販の目薬を買うときの注意

　ドラッグストアに行って立ち尽くしたことはありませんか。どうしてあんなにたくさんの目薬がおいてあるのでしょうか。どれを買えばいいか、見当もつきません。

　そんなときには、自分の症状を薬剤師さんに伝え、選んでもらうのもいいかもしれません。ただ、薬局にいつもいるとは限らないので、そんな時にはクスリの成分を見ながら、自分で選ばなくてはなりません。どうもかゆみを抑えるメカニズムが違うようで、

- イプシロン—アミノカプロン酸は炎症を制御するもので、炎症に伴う「かゆみ」などを抑えてくれます。
- クロルフェニラミンマレイン酸塩は、抗ヒスタミン薬で、目のかゆみの原因であるヒスタミンに働きかけ、目のかゆみを抑えます。
- クロモグリク酸ナトリウムはアレルギー症状を起こす原因や免疫細胞に働いて、目のかゆみを抑えてくれます。

ということに注意してお選びください。

シーズンの間もコンタクトを使い続けたいなら、シーズンの前、少なくとも症状が悪くならないうちに、きちんと手を打つことです。そして、定期的に眼科の検診を受け、目の状態をチェックしながら使っていきましょう。

　点眼薬のなかには、コンタクトレンズのままでは使えないものもありますから、できればシーズン中はメガネにして下さい。メガネには花粉が眼につくのを防ぐ働きがありますし、コンタクトをしていると、かゆみが起こった時、つい目をこすってしまって、結膜を傷つけてしまう事故が後をたたない

コラム

目薬のさしかた

1. 手や指を石鹸で洗います。
2. 目薬の先端に触らないようにキャップを外します。
3. 上を向いて、指で下まぶたを引きます。
4. 容器がまつ毛やまぶた、目に直接触れないように注意しながら、目ならどこでもいいので、1滴、点眼します。
5. その後、しばらく（約1分）目を閉じ、目頭を軽く押さえます。溢れた目薬はティッシュなどで拭き取ります。そのままだと赤く腫れたり、痒くなったりすることがあります。
6. 逆の目も同じようにさします。
7. 2種類以上の目薬を使うときは、5分以上あけて、点眼します。

からです。どうしてもコンタクトをという人は、その上から度のない素通しメガネをかけるという方法もあります。

　左右の視力が違うなどで、どうしてもコンタクトが外せない人は、レンズを外してから点眼し、5〜10分後にまたつけるという方法で点眼します。だから、1日2回（朝起きたときと、夜寝る前）の点眼回数の目薬がいいでしょう。

　呼吸のたびに花粉を吸い込む鼻とくらべれば、じっとしている限り、目に花粉が大量に入ることはありません。ただ、エアコンの風が当たったり、屋外にいたり、自転車に乗ったりすると、前からの風で花粉が目に入りやすくなります。その時にはメガネで防ぎます。かけるとかけないのでは大違いで、花粉は上から降ってきて、メガネ上部の隙間から入ることがわかっているので、そうした隙間を防いだ花粉対策用のメガネやゴーグルなら、かなり花粉を防げます。しかもメガネをかけるのはドライアイ対策にもなります。

　目と鼻では、症状が明らかに違います。鼻にいくらゴミが入ってもかゆくなどなりませんが、目に少しでもゴミが入れば、てきめんにゴロゴロしたり、痛みを感じます。アレルギーとまったく関係なく、目の粘膜は鼻よりもずっと過敏性が強いので、治療に際しても、この点に注意しないと、目の症状はなかなか取れません。

　また、目薬をさした後、目をパチパチすると、せっかくさした目薬が涙と一緒になって、目頭のほうに集まり、流れ出てしまいます。ご注意ください。

そのほか目薬は1滴で目全体に染みわたるように作られていますから、何滴もさす必要はありません。

　大切なことは、医師から処方された目薬は1日の点眼回数が決まっていますから、それを守ることです。市販の目薬も1日5〜6回が限度で、それ以上、1日に何度も点眼すると、涙の成分が洗い流されたり、目薬に含まれている防腐剤が目に残って、角膜が傷つく恐れもあります。

16. 妊娠中の乗り切り法

　妊娠中はホルモンのバランスが崩れますから、花粉症が悪化したり、妊娠を期に花粉症になったり、逆に花粉症の症状がなくなったりと、実にいろいろな変化があります。心配だとは思いますが、妊娠4か月を過ぎていれば、主治医と相談した上で処方してもらったクスリなら、のんでも大丈夫です。もちろん鼻や目に噴霧したり、さしたりする局所の治療薬は、ほとんど心配いりません。上手にお使いください。

　これまで妊娠の間は、とにかく「クスリを控える」というのが常識でした。だから、妊娠に気がつかずに花粉症のクスリをのんだ方が、中絶するかどうか、深刻に悩むこともあったのです。しかし、妊娠初期は別として、4か月以上ならそこまで神経質にならなくていい、症状を我慢するほうが母体にも赤ちゃんにも悪い、というのが、現在の産科の常識になりつつあります。

抗ヒスタミン薬は、これまで妊娠した女性がたくさん使ってきていて、とくに異常はみられていません。ステロイドの鼻噴霧薬も、血中濃度はほとんど上がらず、比較的安全です。使い始めてから、まだ日が浅い抗アレルギー薬も、妊娠初期３か月まで使わないようにすれば大丈夫でしょう。念のため、妊娠しているとか、授乳中ということを、主治医にはっきりお伝えください。母乳に移行しにくい抗アレルギー薬もあります。

　いちばん気になるのが、赤ちゃんの臓器ができ始める、ごく初期の場合です。なるべくクスリは使いたくありません。しかし、鼻水は辛いし、鼻づまりもひどい、そのような方にうってつけの道具があります。「局所温熱療法器」という名で、オムロンやパナソニックから発売されているスチーム吸入器です。40度前後に加熱したお湯を霧状にして鼻や口に吹きつけるもので、鼻水にも鼻づまりにも効果があります。

　風邪を引いたとき、風呂に入ったら、すっと空気の通りが良くなったという経験はありませんか。それと同じように、鼻や喉を蒸気で温めると、かなり楽になるのです。しかもスチームは、うがいの時よりもさらに奥まで届きますし、なんのクスリも使いませんから、その点でも安心です。

　だから、妊娠のごく初期はこれで乗り切りましょう。また抗アレルギー薬の点眼薬や鼻の噴霧薬も、使用箇所が局所ですから、そう心配いりません。これらで鼻水や鼻づまりという症状に対処すれば、クスリが使えないからつらい、という

ことにはならないはずです。それでも症状がおさまらないときはステロイドの鼻噴霧薬や点眼薬を少ない量で使います。このステロイドの点鼻薬は、授乳中でも使えます。

　もし妊娠前なら、次章の「アレルゲン免疫療法」をすませておけば、いつ妊娠がわかっても心配することはありません。さらに鼻づまりがひどい人には、レーザーなどを使う「手術療法」も、赤ちゃんには影響がないので、勧めています。

　妊娠中の治療をまとめると、
- 妊娠初期（妊娠4～7週）なるべくクスリを使わず、局所温熱療法器を使う。
- 妊娠前期（妊娠3～4か月）局所温熱療法器とともに、少量の抗アレルギー薬の鼻噴霧薬や点眼薬を使う。
- 妊娠中期以後（妊娠5か月～）鼻噴霧薬、点眼薬を中心に、短期の抗アレルギー薬の服用、局所温熱療法器を使う。
- 授乳中　鼻噴霧薬、点眼薬を中心に、短期の抗アレルギー薬の服用、局所温熱療法器を使う。服用するクスリについては主治医とよく相談する

となります。

17. 手術による治療法にはどのようなものがあるか

　花粉症の手術は、鼻づまりがあまりにもひどく、いろいろクスリを試しても良くならない方や、副作用があって、いい

クスリが使えない方、あるいは妊娠している方を、主な対象としています。原理は簡単で、腫れて詰まっている鼻の粘膜をいろいろな方法で減量して、空気の通り道を開ける、というものです。

ただ、鼻の粘膜は再生してきますから、花粉症が良くなっていなければ、また症状が出てきます。この再発の可能性がかなりあることと、手術直後から2〜3週間は、症状がひどくなる可能性のあることを、予めご承知ください。しかし、鼻づまりは確かに良くなりますし、多くの手術は入院の必要もなく、健康保険も効きます。また、鼻水を少なくする手術も、同時に日帰りで行なわれることもあります。

方法として、鼻づまりには、基本的には外来で行なう
- レーザー焼灼術
- 電気凝固術
- 超音波メス凝固術
- ラジオ波凝固術
- トリクロル酢酸塗布術

基本的には入院して行なう
- 下鼻甲介粘膜切除術
- 粘膜下下鼻甲介骨切除術

があり、鼻水には、基本的に入院で行なう
- ヴィディアン神経遮断術
- （粘膜下）後鼻神経切断術

があります。

a. なぜ手術が必要になるのか

「鼻」は、真ん中を骨と軟骨でできている鼻中隔という壁で仕切られ、そこに上から、上鼻甲介、中鼻甲介、下鼻甲介という3つの粘膜のヒダがあります。このヒダへたくさんの血液が流れ込み、粘膜は外から吸い込まれた空気を温めて加湿してのどのほうへ送り、同時に、空気中の埃ほこりや細菌を表面の線毛で捉えるというエアコンと空気清浄器の働きをしています。

花粉症になると、最も広い下鼻甲介の粘膜が腫れ上がって隙間が狭くなり、空気の通りが悪くなります。これが「鼻づまり」です。

何年もの間、下鼻甲介でひどい炎症が起こっていると、鼻の粘膜は次第に厚く、硬くなっていきます。そこにいくら噴霧薬をふきつけても、浸透していかず、効き目もありません。つまり、ある状況以上になると、粘膜を凝固させたり削ったりする「手術」しか、鼻づまりを治す方法がなくなってしまうのです。つまり、鼻づまりの手術は、腫れた粘膜などを物理的に取り去って、空気の通り道を広げることが目的です。

私が主にやっているのは、外来で炭酸ガスレーザーを使う手術ですが、病院によっては電気で凝固させたり、超音波メスやラジオ波メスを使ったりします。ふつうのメスやハサミで粘膜や骨を切り取ったりするところもあります。トリクロル醋酸という薬品を塗って、粘膜にヤケドをさせる方法もあります。

「星状神経ブロック療法」というのも、勧められるかも知れません。これは頸部の付け根に、少量の局所麻酔薬を何度も注射する方法で、外来で10〜30回続けると、症状が良くなるといわれているものです。痛みのコントロールが専門のペインクリニックでは一般的な方法で、自律神経のバランスを整えることで症状の改善を図るといわれています。注射後、声が出にくくなる、物が飲み込みづらくなる、まぶたが開かない、注射したところが痛い、腕が上がらないなどの副作用が現れることもありますが、治療を受けたクリニックで休んでいるうちに消えていきます。

ただ、このブロック療法もそうですが、粘膜の手術はどれもアレルギーそのものを治療する方法ではありません。特に粘膜を凝固させる手術は、1回の手術で鼻づまりの症状が抑えられるのは数か月程度です。

もうひとつ大事なことは、鼻に他の病気がないことをきちんと確認しておくことです。副鼻腔炎（季節に関係ない鼻づまりがある、いびきがひどい、匂いがわからない）や鼻中隔彎曲症（片方の鼻だけいつも詰まっている）があれば、それだけで頑固な鼻づまりが起こります。しかも、花粉症の人が、このような病気を一緒に持っていることは、そう珍しいことではありません。この場合は、まずそちらの治療をして、鼻づまりの状態がどう変わったかを見極めることが肝要です。

b. レーザー手術 （有効率90％、季節中の再発率5％）

アレルギー反応が起きている下鼻甲介の粘膜の表面を、内

視鏡で見ながらレーザーでじんわり焼いて、腫れていた粘膜を火傷した時のように固まらせ、鼻の中の隙間を大きくして、鼻づまりをなくそうという治療です。粘膜の固有層には知覚神経もあるので、くしゃみの症状も多少、緩和するといわれていますが、目の症状には効果がありません。

　レーザーの種類はたくさんあり、炭酸ガスなどのガスレーザーや半導体を使う半導体レーザーのほか、固体や液体を使うものもあり、それぞれ波長が違っていて、同じ組織に当てても、そこで生じる温度などが違ってきます。

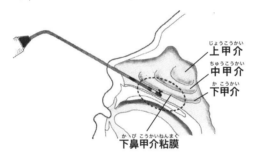

　耳鼻科領域で最も信頼性が高いと言われるのが炭酸ガスレーザーで、深いところには届かず、粘膜表面だけを、ちょうどバーナーで炙るような感じで「焼く」（焼灼する）ことから、光破壊型レーザー療法とかウエルダン療法とか呼ばれたりもします。もうひとつの特徴は、炭酸ガスレーザーは水に吸収されてしまうこと。つまり、花粉症の症状が出て、鼻粘膜の水分が多くぶよぶよしていては使えません。ベストシーズンは花粉飛散が始まる1〜2か月前。スギ花粉症であれば、遅くとも12月までに受けたほうがいい手術です。

その点、半導体レーザーは水分を通過しますから、花粉シーズン中でも手術ができるのが、大きなメリットでしょう。花粉症治療に使われるようになったのは、出力が大幅に向上した製品が開発されたためです。針金のようなレーザー線を直接接触させて「焼き」ますが、炭酸ガスよりも穏やかで、800度に達する炭酸ガスレーザーでは肉が焼けるような匂いがするのに対して、60度までしか上がらない半導体レーザーは蒸した時のような匂いがすることから、光融合型レーザー療法とか、ミディアムレア療法などと呼ばれています。

どちらも手術までの手順は同じです。麻酔スプレーをかけるか、麻酔薬を染ませたガーゼをしばらく鼻の中にいれておいて、局所麻酔をして始めますから、手術中、痛みはほとんどありません。レーザーで焼く時間も両側の鼻で5〜20分で済み、入院は不要です。手術のあとしばらくは鼻の中がヒリヒリしたり、かさぶたができて鼻づまりがひどくなったように感じますが、それはミスではなく自然経過で、1週間ほどで収まり、そのあと空気がすっと通るようになります。

照射の回数は通常は1回、(病院によっては複数回の照射をすすめるところもあります)、それで3か月から6か月くらい、効果が持続します（複数回のレーザー治療の場合には数年）。お子さんでも妊娠された人でも多くの場合大丈夫ですが、無理な場合もあるので、事前によく相談してください。治療費（手術代）は概ね3割負担で1万円前後です。

c. 電気凝固（有効率約90％、再発はあり）

以前は、細い針を鼻に入れ、下鼻甲介の粘膜に弱い電流を当てるという方法で凝固させていました。凝固させた組織は1か月ほどで吸収されて下鼻甲介が縮まり、鼻づまりが改善します。そして今、新しい電気凝固が開発されています。アルゴンプラズマ療法といい、高周波電流をアルゴンガスとともに流し、鼻の中の下鼻甲介表面の粘膜を一気に焼灼、凝固させるというものです。出血もなく、瞬時に広い面積を凝固するため、手術時間が5〜10分と短いのが特徴です。手術直後に鼻づまりが悪化した感じがするのはレーザー手術と同じ、シーズン中でもできますが、可能ならシーズン前に終わらせたい手術です。治療費（手術代）は概ね3割負担で1万円前後です。

d. トリクロル酢酸塗布（鼻づまりに88％の有効率）

　下鼻甲介化学剤手術ともいいます。ガーゼによる局所麻酔の後に、トリクロル酢酸という劇薬の80％水溶液を、腫れ上がった粘膜に塗って、組織を壊死させてしまう方法です。鼻に麻酔をして、その液体を綿棒で2度に分けて塗るだけですから、30分くらいで終わります。終わればすぐ帰宅でき、仕事はもちろん、入浴や運動もできます。注意するのは、トリクロル酢酸が劇薬ですから、手術の当日は、鼻を拭いたもので目や皮膚を触らないこと、手術の後はかなり鼻水が出るので、毎日、しつこいくらい鼻をかむ必要があることです。効果はレーザーと同等といわれていて、多少の鼻中隔彎曲症があっても手術は可能、費用は3割負担で約3000円です。す

でに花粉症の症状が起きていると、鼻水でクスリがうまく塗れないため、12月までに済ませておいたほうがいいでしょう。

e. 下鼻甲介粘膜切除術（鼻づまりに5年後まで72％の有効率）

　腫れ上がった下鼻甲介の粘膜をそっくり切り取る、古くからある手術療法です。局所麻酔をしたあと、鼻鏡を入れて、厚くなった粘膜だけを、ハサミやメスで切り取ります。全身麻酔でも行なわれています。顔には全く傷は残りませんし、時間は60分以内で終わります。術後1～2週間で鼻が通るようになりますが、下鼻甲介は血管に富んだ組織ですから，痛みとともに出血もあるので、それまで鼻にガーゼやゼリー状のタンポンを詰め、術後2～3日目から慎重にガーゼを除去していき、5～7日間ほど入院します。

　鼻づまりを抑える効果はレーザーや電気凝固よりもずっと長く続きます。切ったところが瘢痕組織になって、鼻水やくしゃみも抑えてくれますから、多くはハウスダストが原因の、年間を通して症状が出る通年性アレルギー性鼻炎が対象で、花粉症だけの患者さんに行なうことは少ないかもしれません。何より1週間ほど入院することが大きなネックで、費用は、病院によって違いますが、1週間の入院で14～18万円くらいになるでしょう。

　以前は、単に腫れた粘膜を切除する手術でしたが、下鼻甲介の下にある骨の張り出しが強くて鼻づまりが起こっている人や、ひどい鼻中隔の彎曲を伴っている人は、骨の部分も切

除したり、鼻中隔の矯正も同時に行なわれます。鼻中隔の矯正手術は、曲がっている部分の軟骨と骨だけを取りますから、鼻の高さは変わりません。ただ、局所麻酔の場合には手術の途中で骨を取るときにバリバリと音がしたり、コンコンと音が聞こえることもあってびっくりしますが、大丈夫です。

　また、粘膜切除でも、内視鏡を使って外皮をそのままで、中の組織だけくり抜く術式もあり、病院によっては、さらに鼻水やくしゃみが対象の後鼻神経切断術も、同時に、しかも日帰りで行なうこともあります。

f. 鼻水・くしゃみの手術

　鼻水・くしゃみのひどい人には「ヴィディアン神経遮断術」や、その改良版である「後鼻神経切断術」を行なう病院もあります。改良版と言ったのは、歯茎を切って副鼻腔の裏側で神経を切断する大掛かりなヴィディアン神経遮断術では、動脈も一緒に切ってしまい、涙が出にくくなってドライアイになる障害が、かなりの率で起こったからです。そこで鼻腔から入れた内視鏡を使って、下鼻甲介のところで鼻に通じている後鼻神経だけを切る手術が開発されました。手術自体は1～2時間で終わり、手術痕が目立つこともありません。鼻水や涙を非常に少なくする効果もわかっています。日帰り手術で費用は8～10万円前後（片側）ですが、鼻中隔矯正や下鼻甲介粘膜切除術などを含めた複合手術の場合には、入院で約25万円程度かかります。

■花粉症 Q&A－その3

Q17: かゆかったり、痛い時でも、コンタクトレンズをつけたいのですが……。

a: 花粉症シーズンの主な目の症状は、アレルギー性結膜炎を発症したためのかゆみや充血、目やにの量が増えることです。コンタクトレンズを使用していると、花粉がコンタクトレンズに付着して、その症状をさらに増幅すると言われています。

ハードコンタクトの場合、角膜が傷つくと、痛くてとてもつけていられません。だから、メガネで過ごすか、せめてワンデータイプにしてください。そして、外出の時には花粉症用のゴーグルやサングラスをかけます。

今のコンタクトに慣れているからワンデータイプに替えたくないという方は、装用時間とレンズケアに一層気を使うこと、です。長時間の装用で、花粉で汚れたコンタクトレンズをつけるのは禁物ですから、帰宅後はすぐに外して、家の中ではなるべくメガネで過ごすこと。また、防腐剤がレンズにつきにくい目薬を使います。

そして、ソフトコンタクトレンズの場合、装用していると、痛みが治まるように感じることがあります。「包帯効果」と言い、レンズが包帯のように傷を保護し、痛みを感じにくくさせるからです。しかし、傷を治してくれているわけではありません。角膜への負担を増やし、傷をさらに悪化させてしまうことがあるので、痛みのある時はコンタクトレンズを使

うのはやめましょう。

　痛みがない時でも、花粉で汚れたレンズは普段よりも汚れが落ちにくくなっているので、付着した花粉を潰さないように、普段以上に念入りにこすり洗いをし、その後しっかりすすぎます。より洗浄消毒力の強い過酸化水素タイプのつけおき洗浄消毒液に変え、保存液ですすぐのもいいかもしれません。ただ、洗浄液につけておくだけでは花粉は落ちませんし、さらに、毎回洗って自然乾燥させたレンズケースを使うことも大切な注意です。

Q18: 花粉症の時期に、よくコンタクトレンズがズレるのは、どうしてですか。

a: 考えられる原因として、「巨大乳頭性結膜炎」を発症しているかもしれません。花粉症によるアレルギー性結膜炎の時にコンタクトレンズを使い続けると、レンズに付着した汚れなどのために、まぶたの裏側にブツブツができてしまうことがあるのです。そのぶつぶつが、まばたきをするたびに、コンタクトレンズを引っ掛ける感じで上に引っ張るので、ズレやすくなるのかもしれません。瞼をひっくり返しても、自分ではなかなかわかりませんから、コンタクトレンズがズレやすいという自覚症状があれば、すぐ眼科医の診察を受けてください。

Q19: 花粉症によいと言われているものの効果を教えてください。

a: 実際に、多くの花粉症関連グッズが花粉症をよくするというデータは、それほど充分にありません。症状を緩和するという報告もありますが、二重盲検試験で認められた報告はわずかで、有用かどうかの確認には、まだまだ検討の積み重ねが必要です。

例えば、アレルギーで生じるヒスタミンの作用を和らげると言われる甜茶は、実際の患者さんでの効果は不明です。ヨーグルトも、腸内細菌を変えることでアレルギーを抑えるような体内環境になると言われますが、ヨーグルトを毎日食べているブルガリアの人にもアレルギーの病気はありますから、花粉症を治すことは難しいかもしれません。衣類の静電気防止スプレーも、効果があるとしたら花粉シーズンにはあまり着ることがない毛皮のコートなどにスプレーをしたときくらいです。だいたい毛織物以外の衣類には、ほとんど花粉はつかないのです。

治療薬の効果や副作用などに不安を感じていることはよくわかります。しかし現段階で、有効な花粉症治療を受けられる一番の近道は、専門医をたずねて、どんな症状に困っているかを相談し、治療法について医師から充分な説明を受けて、症状に合わせた治療を受けることに尽きます。薬物治療以外にも、アレルゲン免疫療法のように、その効果が科学的に評価されている治療法があるのですから、ぜひ一度、病院や専

門医をお尋ねください。

Q20：加湿や保湿の効果はどうでしょうか。

a: 春先はとにかく乾燥します。すると鼻が乾燥して鼻血が出たり、鼻の粘膜がどんどん敏感になったりします。それを防ぐために加湿は有効です。加湿器と合わせて、生理食塩水でできている鼻専用の洗浄液なども、じょうずに使ってください。乾燥性鼻炎になると粘膜が荒れて、余計に花粉に反応するようになります。

　また、女性では、花粉に当たったおでこや頬などが赤くなって、チリチリした痒みを感じることがあります。花粉皮膚炎と言われ、そんな肌トラブルを防ぐためにも、しっかりと保湿などのスキンケアをして、皮膚のバリア機能を落とさないようにしてください。具体的には、家に帰ったらすぐ洗顔をし、肌が乾く前に保湿しましょう。

　もう一つ忘れてはいけないのが拭き掃除の効果です。花粉は丈夫で、一年くらいはそのままの状態で埃の中に残っています。しかし、水に触れると割れますから、掃除機をかけた後、水拭きして、その雑巾を洗えばいいのです。

第4章
花粉症を治したい人に
～「アレルゲン免疫療法」だけが根治を望める～

1. アレルゲン免疫療法とは？

　お勧めする「アレルゲン免疫（減感作）療法」は、アレルギー症状を緩和して、疾患の自然経過を改善させることが可能な治療法です。アレルギーの人に原因である物質（アレルゲン）を与えて、アレルギー反応を起こさせないようにする方法で、アレルギー領域では1911年にイギリスのヌーン医師が始めた「古い」治療法であるとともに、最近になってさまざまな試みがなされている、最も「革新的」な分野でもあります。

　その最新の治療法が「舌下免疫療法」ですが、それは後にお話するとして、まずいくつかの点で誤解を受けていると思われるアレルゲン免疫療法についてお話します。

　まず、「免疫療法」という名称による誤解です。よくネットや一部の出版物などに出ている「がんの免疫療法」というものでは、免疫力を強めて病気を攻撃するという方法の全てが、学会の承認を受けていない、根拠に欠けたものです。「効いた」と言う人は、やっている人とその取り巻きだけで、高額料金を請求するだけの、いわゆる「がんビジネス」の場合がほとんどです。

　がんの免疫療法で効果的なものは、免疫チェックポイント阻害薬が一つあるだけであり、ほかの多くの「免疫療法」と同じようなものとして、この花粉症の免疫療法を思われてい

るとしたら、それは大きな誤解です。そもそもアレルゲン免疫療法とは、免疫力を強めるのではなく、過剰な免疫反応にブレーキをかける治療法なのです。

　また、この免疫療法は効かないという誤解があります。そのように言ってきた医師や専門家もいたように、以前のアレルゲン免疫（減感作）療法の成績は、確かに褒められたものではありませんでした。しかし、改良された今のものを以前のものと一緒くたに語られることは、これもまた、大きな誤解というしかありません。

　さらに言うと、私が、何が何でもこのアレルゲン免疫療法を勧める医師だ、という誤解もあります。確かに、20年以上アレルゲン免疫療法にとり組み、最新の「舌下免疫療法」を開発し、積極的にその普及を進めてきました。それでも、花粉症の患者さん全員に、この療法を勧めようとは思っていませんし、「舌下免疫療法」を受けたいと診察室に来られた患者さんに、全てこの療法を提供しているわけでもありません。診察・検査の結果、手術を勧めることもあれば、もうしばらくクスリでいってみましょうと提案することも、少なからずあります。

　ただ、これだけは言わせて下さい。スギ花粉症はこの先、50年以上なくなりません。

　その間、症状の重いあなたは、シーズン中の3〜4カ月を、鼻水と涙と鼻づまりと、頭痛とかゆみに耐えながら送り続けるのでしょうか。眠れない夜が続き、熱が出て、化粧ができ

ないくらい顔が腫れ、一瞬もティッシュが手放せない、そんな生活でいいのでしょうか。

もしかすると、あなたの花粉症は「舌下免疫療法」に向いた花粉症なのかもしれません。そうであるなら、この治療のあと、全くクスリの世話になることなく、シーズンを過ごすことができる可能性があるのです。この効果は、あなたが若ければ若いほど増すに違いありません。

a. なぜ効かないと言われてきたのか

専門医なら誰でも、「アレルゲン免疫療法」だけが根治の望める花粉症の根治（原因）療法だと認めています。しかし、スギ花粉症では、半世紀以上前から行なわれているにもかかわらず、日本ではあまり広まっているとは言えません。その一番の理由は、治療に時間と手間のかかること以上に、これまでの治療成績が、決して褒められたものではなかったからです。

早い話、効かない人にいくらやっても効くはずがありません。花粉症には、大きく分けてアレルゲン免疫療法で根治できる花粉症と、根治の難しい花粉症があり、これまでその区別もせずに治療していたので、成績が悪かったのです。

もうひとつは、効くだけの量のアレルゲン（エキス）を与えていなかったことで、これも成績が上がらなかった原因です。じつは、必要以上のアレルゲンを与えてしまうと、命に関わる激しいアナフィラキシー発作を起こす可能性がありま

　　　　　　　　　　　　　第4章 花粉症を治したい人に

す。そうなっても、専門家なら冷静、かつ安全に対処できますが、そんなテクニックも経験もない医師が、見よう見まねでやれば、必要以上に副作用を怖がり、少ない量のエキスしか与えないようになってしまいます。そんな少ない量では、アレルゲンに体が慣れるような変化は起こせません。

　以前でも、成績のいい病院はありました。治療を受ける患者さんを選定し、経験のある専門医が過剰反応を予想しながら、副作用が起こっても大丈夫な手段を用意して、治療に臨んでいたところです。つまり、この療法に関する運用の知識が、多くの病院に届いていなかったのです。

　何度も言ってきたように、あなたを悩ましている花粉症という病気は、単純な病気ではありません。本体は、確かにア

コラム

神経反射の過敏性

　神経反射の過敏性のおさらいです。ここでいう神経とは、鼻や目や喉に分布している知覚神経や自律神経（副交感神経）のことです。
- ラーメンを食べると、鼻水が出る
- 風呂上がりに冷たい空気に当たったり、冷房の効いた部屋に入ると、くしゃみが出る
- 一度くしゃみがでると、連続する
- 汗っかきである

　これらのどれも、アレルギーには関係していません。しかし、花粉症の人には、このタイプが多く、しかも、それが症状に直接影響しています。これが「神経の過敏性」で、「個人差」が出る一つの原因なのです。

レルギー疾患でも、悩ましている症状の全てを、アレルギーが原因で起こしている人ばかりではないからです。鼻や喉の粘膜の過敏さの度合いでも症状が違いますし、神経反射の強い人弱い人でも違います。精神的なストレスも大きく関わっています。鼻の形や、鼻の病気の有無によっても症状が違うのです。

　花粉症の症状は、アレルギーと神経の反射、そして好酸球など炎症細胞による粘膜の炎症で作られたものです。鼻がつまるのは本当に辛い症状ですが、「鼻づまりがひどい」と訴える患者さんのなかにも、アレルギー反応や炎症によって鼻がつまった人、神経の過敏性が原因の人、さらに鼻の形や病気による鼻づまりの人もいます。さらに、いくつも合併している人もけっこういて、状況をさらに複雑にしています。

　診療ガイドラインでは、花粉症をまず「くしゃみ・鼻水（鼻漏）型」と「鼻詰まり（鼻閉）型」に分け、両方の症状が同じくらいで、どちらとも言えない場合を「充全型」と言っていますが、これくらいの分類では、2,000万人もいるといわれる日本のスギ花粉症患者さんの多様性を、とてもカバーすることはできません。

　このような花粉症の多様性に目を向けないで、誰でもが同じ顔を持つ単純な病気だと考えて、同じように治療していたから、「アレルゲン免疫療法」はあまり効果がないと言われていたのです。しかもこの療法は、経験ある専門医が、過剰反応を予想しながら、それが起きても大丈夫な手段を用意し

第4章 花粉症を治したい人に

て当たらなくてはなりません。そうしなければ、抗原にカラダを慣れさせるに足る、十分な量のエキスを投入できないからです。その万が一の配慮にも欠けていました。

現在のアレルゲン免疫療法の現場は違います。事前にきちんと検査をして、アレルギー以外のいろいろな過敏症をチェックし、神経の過敏性が主な原因という人は残念ながら除かせていただき、治療の時には、最初から最後までスタッフがついて、どんな反応が起こっても大丈夫なように準備をしています。

だから今では、治療を受けたほぼ80％の人が、鼻や目の症状が本当に楽になったと言い、その中でも3分の1の人は、ほとんどクスリなしに花粉シーズンを送ることができるようになったのです。日本医科大学のデータでは、アレルゲン免疫療法を始めて1年以上たった人が、スギ花粉の大量飛散年にぶつかったときでも、60％の人が無症状、22％が軽症のまま過ごし、鼻づまりなどで生活に何らかの支障が出た人は17％という成績でした。

無症状あるいは軽症という数字は、今後さらに上がっていくと思われます。免疫治療の領域でも、どんどん新しいタイプのクスリが開発されているからです。

というわけで、なぜこれまでの「アレルゲン免疫（減感作）療法」は効かなかったのかというと、
● アレルギーのかかわりが乏しい過敏性の強い人にも、この治療を行なっていた。つまり、効かない人にやっていた、

- 実際に治療を行なっていた医師が、アレルゲンの多量の投与によるアナフィラキシー発作を怖がって、十分な量をやっておらず、体の免疫変化を起こせなかった。つまり、効かない量でやっていた、

からなのです。

b. 花粉症治療はオーダーメイドです

　もう一つ大切なことは、患者さんごとに治療計画を立てる、という重要性です。

　市中のクリニックで花粉症を治療している多くの医師は、ごく短期間しか、その患者さんをみていません。スギ花粉症なら、せいぜい2月から5月まで3〜4か月の間で2〜3回、しかも、その人が翌年もまた来るとは限りませんから、不特定多数の患者さんに短い期間でクスリを渡しているのが、今の日本の花粉症治療の実態です。患者ごとの治療計画など、どこにもありません。

　私の診察室に来られるほとんどの患者さんは、そのような医療施設でこれまで治療を受けてこられて、どうにも我慢できず、何とかしてくれと言って来られた方々です。お付き合いする期間は、当然、かなり長くなります。

　ひと通りの診察と検査が終わったあと、必ず話をします。内容は、その方の花粉症のこれまで経緯と、これまで治療をしないでいた時の自然史、つまり何が起きていたかということです。

　「今、あなたは鼻の症状が強くて、皮膚も少しカサカサし

ています。住まいの地域や環境を考えると、この先、鼻の状態は良くなる代わりに、かゆみなどがでて、皮膚の症状がひどくなるかもしれません。そして、目が腫れ、微熱が下がらないという花粉症のひどい症状は、たぶんお年寄りになるまで続きます。

　花粉症を楽にするには、この自然史を変えなくてはなりません。しかし、たくさんある花粉症のクスリでは、歴史を変える決め手にはなりません。その時のつらい症状を一時的に楽にするだけで、やめればまた症状が出て来ます。自然史を変えるには、いま花粉症を起こしている抗原で、別の免疫を作り、あなたのアレルギー細胞そのものを変化させるしかないのです。それが〈アレルゲン免疫療法〉です。

　アレルゲン免疫療法には、注射をする従来の『皮下免疫療法』と、舌の裏にエキスを垂らす『舌下免疫療法』がありま

コラム

アレルゲン免疫（減感作）療法

「特異的免疫療法」とも言います。抗原（花粉症なら花粉エキス）に少しずつ体を慣れさせ、抗原に接しても症状を起こしにくくする治療です。注射による皮下免疫療法では、週に1～2回くらいの割合で抗原を薄めた液を注射し、液の濃度と注射の間隔を変えながら、徐々に免疫をつけていく治療を長期間、続けます。最近では長期通院の負担を少しでも軽くしようと、入院して期間を縮める急速免疫療法が効果を上げています。

す。どちらのアレルゲン免疫療法も、本当の効果が出てくるまで何年もかかりますから、いま鼻づまりがひどくて仕事や勉強も手につかないなら、一度手術をして、鼻づまりを楽にしておいてから、免疫療法を始めるのもいいでしょう。鼻水にも頭痛にもいい治療法がありますので、やるとしたら、どの治療法を、どのタイミングでやればいいのかを、症状や職業、年齢も考慮して一緒に考えていきます。これがあなたの治療計画で、これなしでは、私の治療は始まりません」

ちなみに治療計画を立てるのは、アレルゲン免疫療法の患者さんだけではありません。検査で粘膜や神経の過敏性が強いとわかった人にも、クスリでいきたいと希望される人にも、それぞれ治療計画を立てます。花粉症の原因や症状は、その人ごとに違いますから、治療のやり方も、その人ごとに合ったものでなければ効果が上がりません。花粉症の治療は、実はオーダーメイドなのです。

花粉症のメディカル・ケアにはたくさんの方法があり、どの方法がいいかを決めるのは患者さん自身です。たとえて言えば、花粉症のようなアレルギー疾患や粘膜や神経の過敏症は、その方なりの自然史を縦糸、職業や環境を横糸として織られていく一枚の布のような病気だといっていいかもしれません。そんな全体像を将来まで見透しながら、どういう医学的な介入を、いつするかを考えていくことが、治療の根幹と考え、これまで実行してきました。

c.「皮下免疫療法」から「舌下免疫療法」へ

アレルゲン免疫療法の原理は難しいものではありません。アレルギー体質というわけのわからない体質は、いろいろなものに敏感という体質、いろいろなものにアレルギーをつくってしまう体質、外に出たらくしゃみが出やすい体質など、たくさんの因子が絡み合ってできています。そんな因子を一つ残らずよくしていくのは、残念ながらいまは不可能です。だから、体質そのものの改善は、いまのところ無理な相談ということになります。

とすれば、病気を起こしている特定のアレルゲン、スギ花粉症の患者なら、スギの花粉によって出ている反応を抑えるのが、次善の策ということになります。

そこで、スギの花粉の成分を薄めて、少しずつ体内に入れていき、それを徐々に増やして慣れさせていくことで、スギ花粉に対する過敏な反応を抑えていきます。その花粉を鼻から入れれば、花粉症の症状が出るだけですから、体の皮膚や、最近では舌下という、普通は花粉が入ってこない場所から入れよう、これがアレルゲン免疫療法の大雑把な原理です。

花粉症は、もともと外敵ではない花粉を体内の免疫系が外敵と勘違いして起こる病気です。この勘違いを正すために、その花粉のごく薄いものを、まず体内に入れます。すると、免疫系は「外敵かな、いや違うかな」と考え込んでしまうのでしょう。なんの行動も起こしません。それを確認したら、もう少し濃くしたものを入れます。今度も免疫系は「見たことはあるけれど、よくわからない」と、何もしません。そし

てまた、もう少し濃くしていく。このように繰り返していくと、本物の花粉に出会っても、「敵のような気もするけど、まあいいや」というくらい反応が弱くなるか、まったく起こらなくなって、結果的に勘違いが正される、そんなことを狙った治療です。

これを「免疫寛容」と言い、たとえ話ではなく、実際に鼻

コラム

アレルゲン免疫療法の効果

1. 病院によって多少違いますが、スギ花粉症では 70〜80% の有効率が認められています。
2. ダニが原因の通年性アレルギー鼻炎をもち、スギ花粉にアレルギーがあっても、花粉症の症状がまだ出ていないという人のうち、アレルゲン免疫療法をしなかったグループは 3 年以内に 51% がスギ花粉症を発症しましたが、この療法をしたグループでは 13% が発症しただけでした。
3. 子どもの時に、2 年以上のアレルゲン免疫療法を受けた人は、大人になっても 76% が花粉症の症状が出なかったか、かなり軽いものですみましたが、1 年未満のアレルゲン免疫療法では 16% が、クスリだけでは 20% が、花粉症になりました。
4. ダニアレルギー陽性の人に、ダニのアレルゲン免疫療法を実施すると、花粉などの他の種類のアレルギーになることが予防されました。
5. 厚労省の研究（平成 22 年度）では、アレルゲン免疫療法によって花粉シーズン中、軽症、あるいは無症状だった人が 80% を超え、2 年以上続けた後にやめた人でも、約 70% に効果が持続している、という結果でした。

第 4 章 花粉症を治したい人に

の粘膜にあるアレルギー細胞の原因物質を出す量が減って、それなりの効果が出たため、世界中に広まりました。T 細胞を取り出してスギ花粉の抗原成分と一緒に培養しても、アレルギーを起こすサイトカインを作らないとか、作ってもごく少ない、ということがわかっています。

また、WHO（世界保健機関）や日本の診療ガイドラインにあるように、花粉症の根治治療がアレルゲン免疫療法だという認識は世界的に共通しています。WHO のガイドラインでは、5 歳以下の患者は副作用が出やすいため、治療に際し

コラム

アレルゲン免疫療法に対する世界保健機関の見解 (WHO Position Paper)

薬は対症療法を提供し、アレルゲン回避と免疫療法は、疾患の自然経過を修飾する可能性を有する唯一の治療様式である。
1. アレルギー性鼻炎の治療法であるが、アレルギー性の結膜炎、喘息にも効果がある。
2. 治療には専門的な知識・技能が必要である。
3. 標準化抗原を使用することが望ましい。
4. 抗原量を漸増し、5~20μg の主要アレルゲン含有の維持量を目指す。
5. EBM はないが、治療期間は 3 年から 5 年がよいとされている。
6. アナフィラキシーなどの副作用の可能性がある。
   参考：鼻アレルギー診療ガイドラインー通年性鼻炎と花粉症ー 2013 年版（改訂第 7 版）

て気をつけるべきということと、原因だとはっきりしている抗原にだけ行なったほうがいいとも書かれています。そして、この免疫治療法のもっとも効果のあるのが花粉症で、2番目がハチなどの刺性昆虫によるアレルギー、3番目がアレルギー性の結膜炎や喘息、となっています

この療法には、薄めたエキスを注射で注入するものと、舌の裏に垂らすものがあると言いました。今後は注射の「皮下免疫療法」から「舌下免疫療法」が主流になっていくでしょう。双方とも効果にほとんど違いはありません。とすれば、いろいろな面で使い勝手が良く、ハードルの低い舌下免疫療法が、患者さんにも医師にも、好都合だからです。

ただ、注射は医師がやりますが、舌下免疫療法の主体は患者さん自身です。その意味でも、医師から治療法などの充分な説明を受けることと、その正しい理解が何よりも必要になります。

2. これまでは「皮下免疫療法」でした

これまでのアレルゲン免疫療法は、注射による「皮下免疫療法」でした、そのやり方は、次のようです。

アレルゲン免疫療法の効果があるスギ花粉症とわかったら、まず「いきち閾値」を調べます。具体的にいうと、スギ花粉の標準エキスを1000倍に薄めたもの、100倍に薄めたもの、10倍に薄めたものを用意して、濃度の薄いほうから

順に、皮膚に注射していきます。そして初めて、赤く腫れる症状が起こった濃度、その希釈倍率が「閾値（限界値）」で、アレルゲン免疫療法の最初の目的は、この閾値濃度のスギ花粉エキスを注射しても、反応が出ないようにすることです。

たとえば、あなたの閾値が1000分の1だったとしましょう。最初の注射は、それより10倍薄い10000分の1の濃度のものを、週に2回ずつ注射していきます（注射ですから当然、通院になります）。第1回の注射は標準エキスを10000分の1に薄めたものを0.002ml、次は同じ濃度で0.003ml、その次は0.005mlと量を増やしていき、0.5mlまで増やすことができたら、今度は濃度を10倍濃くして、0.005mlから始めて、0.5mlになったら、さらに濃度をあげます。これが「50%増量法」です。

注射したところが腫れても、焦らないことです。様子を見ながら、気長に少しずつ量を増やし、0.5mlになったらさらに濃度を上げ、ジンマシンが出たり、赤く腫れたりしないギリギリの濃度まで持っていき、注射したところが2〜3センチしか腫れなかったり、症状の改善が確認できたら、これが「維持量」となって、以後はこの濃度と量の注射を数年、繰り返していきます。

注射の間隔は、最初の15週が週に2回、これが「増量期」で、カラダの中に入れる抗原の量を増やしている時期です。そして「維持期」に入ったら、最初の4週が1週間に1回、その後の8週が2週間に1回、その後1か月に1回の注射を「よ

くなる」まで、つまり、注射したところが腫れないで、目や鼻の症状も出なくなるまで、最低２〜３年繰り返します。

このスケジュールは患者さんごとに違いますが、理想的には、10月から治療を始め、花粉が飛び始める３月には、２週間に１度の「維持期」に入り、花粉シーズンの４〜５月を１か月に１回の注射で乗り切り、以後、夏、秋、冬と続けていく、ということになります。

週	1		2		3		4		5	
回	1	2	3	4	5	6	7	8	9	10
濃度 (JAU)	2									20
投与量 (ml)	0.02	0.03	0.05	0.07	0.12	0.15	0.2	0.3	0.5	0.05

週	6		7		8		9		10	
回	11	12	13	14	15	16	17	18	19	20
濃度 (JAU)							200			
投与量 (ml)	0.07	0.1	0.15	0.2	0.3	0.5	0.05	0.07	0.1	0.15

週	11		12		13		14		15	
回	21	22	23	24	25	26	27	28	29	30
濃度 (JAU)				2000						20
投与量 (ml)	0.2	0.3	0.5	0.05	0.07	0.1	0.15	0.2	0.3	0.5

妊娠している人は、「増量期」の治療は控えます。ただ、「維持期」の段階に入っているなら、妊娠も可能ですし、授乳期になっても、維持期の注射は何の問題もありません。

そして、全ての人に共通ですが、注射が終わってから20〜30分は、必ず診察室近くのベンチに座って過ごします。

副反応（副作用の反応）が出ても、素早く対処するためで、何ともないのを確認してから帰る、ということになります。

ちなみに、この治療は外来で行ないます。健康保険がききますので、再診料と注射の治療費は、3割負担で1回数百円です。

皮下免疫療法の問題点は、まとめると次のようになります。

1. 患者側にかなりの根気が必要になります。

    普通の方法では、効果が出るまで約1年かかります。最初は特に、毎週1〜2回も通院しなくてはなりません。

2. 定期的に通える病院やクリニックのあることが必要です。

    どの病院でもいいわけではありません。この治療を受けられる病院は全国に1000施設ほどで、地域によっては病院探しから始めなくてはなりません。症状が出ていないのに、病院へ行くのは、かなり面倒なことです。

3. 注射に伴う副反応が起こる可能性があります。

    注射したところが赤く腫れたり、ジンマシンが出たりすることもあります。この副反応の対応は、経験のある専門医なら慌てませんし、このことをわかっている患者さんなら驚きません。

4. 注射が嫌いとか、痛い人には苦手な治療です。

    いくら細い針を使っても、痛みがゼロになるわけでもないし、注射液そのものがもたらす痛みもあります。

5. 重複抗原の人には効果があがりません。

    スギ花粉症の患者さんはカモガヤなど、ほかの花粉にも

アレルギー反応が出ることも珍しくありません。これが重複抗原で、同時にやれればいいのですが、カモガヤなどのように標準抗原がないものもあり、なかなか効果があがらないことも起こります。スギのアレルゲン免疫療法が効果をあげれば、ほかのアレルギーの改善も期待できますが、それはあくまでも期待の範囲内のことです。

6. 効いたかどうか判定する基準が決まっていません。

糖尿病での血糖値のように、効果がそのまま反映する客観的な指標が、花粉症にはありません。花粉の飛散状況は年や地域によっても違いますから、花粉が少ない年は症状が軽くなり、治療の効果と関係なく「効いた」と思いがちです。反対に非常に多い年なら、効いているのに症状が出たりするので、単純な比較ができません。(そんなときには、オハイオ・チェインバーを使うと、客観的な判定ができます)

7. 制度上、これをする医師側のメリットがあまりにも少ない。

安全にやるとしたら、看護師などのスタッフの数が必要になります。診察時間もかかるのに、保険の点数が低く、このような不利な状況を考えると、これまで続いてきたことが、ほとんど奇跡のようです。理由はただ一つ、はっきり効果のあがった患者さんが多かったことです。

というわけで、花粉症のアレルゲン免疫療法の主流は、皮下免疫療法から舌下免疫療法になりつつあるのです。

3. 今は「舌下免疫療法」に代替されています

それでは、舌下免疫療法について詳しくお話ししましょう。（もちろん保険が適用になります）

	皮下免疫療法	舌下免疫療法
投与経路	皮下注射（通院時）	舌下（毎日）
痛み	あり	なし
全身性の副作用リスク （アナフィラキシー等）	あり	皮下免疫療法より少ない可能性あり
通院回数	増量期：1-2回／週 維持期：最初の数回1回／2週、その後1回／4週	1回／月
投与場所	医療機関（医師の監督下）	自宅（初回のみ医師の監督下、以後患者の自己管理）
投与後の観察	30分	不要（初回投与時のみ30分）
維持用量	患者ごとに変更可	変更不可
複数抗原による治療	可能	×（方法が未確立）
治療への患者の知識	必要	皮下免疫療法より詳しく必要

a. まずは問診と検査から

大切なことは、花粉が飛び出す3か月ほど手前から開始したい治療法だということです。アレルゲンが、目標である「維持量」（後述します）に達するまで、通常のスケジュールでは、週1回の注射による皮下で12〜13週、つまり3か月ほどかかり、毎日の舌下でも1〜2週は必要ですので、スギ花粉症ならば、遅くとも秋口の10月頃には始めたいのです。

別の言い方をすれば、はっきりしたアレルギー症状が出始

めた時には、始められない治療と言ってもいいかもしれません。症状が出た時には、もうカラダの中では花粉を異物だと感じる IgE 抗体がたくさん作られています。わずかなものでもアレルギー反応が起こりやすくなっているところに、薄めたとはいえ、花粉というアレルゲンエキスを舌の裏から入れれば、鼻プラス舌からアレルゲンが入ることになり、さらに症状が悪化してしまうことになります。

だから、IgE 抗体の値が低い時に治療を開始して、免疫寛容を作ることが舌下免疫療法では最も大切で、秋口に始められないのなら、シーズンが終わった5〜6月ごろ頃に始めたほうがいいでしょう。

また、アレルギーの要素の少ない、粘膜や神経の過敏症の人には、あまりいい方法ではありません。最初にしっかりと問診と検査をして、その人の花粉症がアレルゲン免疫療法に適しているのかどうか調べることも重要です。こうした検査は風邪薬などをのんでいると、結果が正確に出ませんので、検査前はクスリの服用を控えてもらいます。

問診や検査の内容は、第2章を参照してください。
検査の項目は、

- 鼻粘膜（鼻鏡）検査
- 鼻汁好酸球検査
- RAST 検査
- 皮膚反応検査（皮内テスト）
- 鼻誘発検査（鼻誘発テスト）

- エックス線・CT検査（鼻づまりのひどい人に、副鼻腔炎やポリープの有無、ほかの鼻の病気はないかを調べる検査）

です。

　舌下免疫療法にだけ特化した特別な検査や診察はありません。その人の花粉症がどんな顔を持っているのかを知ることが、全ての花粉症治療の最初ですから、症状がひどいとか、治らない患者さんは、ほとんど同じ内容の診察・検査を受けているはずです。

　舌下免疫療法を行なっている病院に行く時は、とくに、次のことを自身でしっかりメモして、担当医に伝えてください。

1. 年間を通して、どういう症状がいつ頃出て、いつ頃まで続くか
2. どのような時に症状が悪化するか
3. 一日のうちで、一番症状が出やすいのは何時頃か
4. 初めて症状が出たのはいつか
5. 通年性のアレルギー性鼻炎はあるか
6. 食べものアレルギーはあるか
7. 家族に花粉症と診断された人はいるか
8. 犬や猫など、ペットを飼っているか
9. タバコを吸うか
10. くしゃみは出やすいほうか
11. ラーメンを食べると汗が出たり、鼻水が出たりしないか
12. 住いはどのようなところか
13. 住居のタイプ、周りの環境はどのようなものか

14.職場の環境はどのようなものか

＊舌下免疫療法を行なっている施設を調べるには

http//:www.torii-alg.jp/ で検索してください。

b. 薬液を舌下に垂らします

　舌下免疫療法は、スギ花粉のアレルゲンを含んだ薬液を舌の裏（下）に垂らすことで行なっていきます。すぐにのみ込むのではなく、口の中にしばらくおいておき（実際には1〜2分）、カラダにアレルゲンを認識させるようにしてください。以前、投与法を試行錯誤していた時には、クスリが一定時間、口の中にとどまるよう、食パンの切れ端を舌の下におき、そこに薬液を垂らす方法で行なわれていましたが、いまでは薬剤がさらに工夫され、舌下に垂らすだけで、効果が得られるようになっています。

　患者は、毎日決められた量の薬剤を舌下に垂らし、2分間はそのままじっと保持します。舌下といっても、口に含む、という意味で、無理に舌を持ちあげて、その裏側に垂らすまでの必要はありません。

　漆職人は、以前からかぶれるのを防ぐために、弟子入りしてきた新人に、漆を薄めて舐めさせたり、飲ませたりしていました。こうすると、普通なら起こるアレルギー反応が起こらず、結果として漆にかぶれなくなるからです。これも「経口トレランス（免疫寛容）」で、子どもに多い卵などの食べものアレルギーも、現在、似た方法で治療しています。

　アレルギー領域のいわば伝統的な方法ですから、注射によ

第4章 花粉症を治したい人に

るスギの免疫療法に効果があるとわかったあと、「のむ」方法ではどうかと考えた研究者は、一人ではありません。ところが「のむ」アレルゲン免疫療法は、花粉症などのアレルギー性鼻炎や喘息では主流にはなりませんでした。いくら花粉アレルゲンエキスをのんでも、期待通りの効果が上がらなかったからです。

舌下免疫療法は「のむ」のではありません。口に「含む」のです。時間にして２分足らずのわずかな違いですが、効果の違いはてきめんです。

なぜでしょうか。

風邪をひくと、よく首のリンパ節が腫れます。咽喉には左右の扁桃があり、首の周りには体内のリンパ節の４割にもなるたくさんのリンパ節があります。そこにたくさんのリンパ球、中でも樹状細胞という捕食細胞がスタンバイしていて、やってくる細菌を効率よく捕まえては、次々に始末しています。その戦いのために、しばしばリンパ節が腫れますが、同じように異物であるスギ花粉も、口に含んでいるうちに、粘膜から染み込んだものを、細菌と同様に見つけては捕食して、効果的に抑制する免疫ができていくのです。

卵アレルギーが「食べる」ことで生じるのは、アレルギー反応が腸管の粘膜で吸収されて起こっているからです。一方、花粉症の症状のほとんどは、首から上の、鼻や目の粘膜で起こります。それならば、そこに近いリンパ節を利用して免疫をつけたほうが合理的、というわけで、スギ花粉エキスを一

定時間、口の中に含んでもらうようにしたのです。

　すると、染み出したスギ花粉エキスが、じわじわと口の中の粘膜から吸収されて、扁桃や首の周りにあるたくさんのリンパ節に入ります。これが大事なことで、「のむ」場合は一瞬で咽喉を通過してしまいますから、首の周りのリンパ節が全く刺激されていなかったのです。

　このスギ花粉エキス（液剤）は、グリセリンが入っているのでちょっと甘いようなピリッとする感じで、口に含むのは苦痛ではありません。

　２分経った後は、唾液と一緒にのみ込んでもらいますが、胃の調子が悪い場合は、医師と相談して、吐き出しても構いません。ただ、５分間はうがいや飲食はしないこと、大事をとって、投与後最低２時間は激しい運動や入浴、アルコールの摂取を避けるというルールは守ってください。

　一日のうち、いつ舌下したらいいかという投与時間については、とくに決めていません。起床時など、毎日忘れずキッチリ治療を続けられるタイミングがいいでしょう。

　この舌下免疫療法のいちばんの特徴は、これまで通院して行なっていた治療を、自宅で患者自身がしなければならないということです。医師と患者がタッグを組んで行なうわけで、患者は自身の主治医として、一番都合のいい時間に、このあとに出てくる増量の仕方を面倒くさいと思わず、しっかり守って実行することが、根治に向けた成功の秘訣です。

c. 薬剤を次第に濃くしていきます

 舌下免疫療法では、最初は少ない量のアレルゲンで始め、少しずつその量を増やしていき、アレルゲンに対する反応が起こりにくいようにしていきます。

 2週間で、薬剤の濃度が免疫を作るのに効果的な「維持期」に突入する計画ですから、そこまでの「増量期」は、次ページの表のように増やしていきます。

 まず治療スタートの1週目、使う液剤の濃度は1mlあたり200JAU（Japan allergie units）という薄い薬剤です。青いボトルに入っていますから、これをポンプ状の容器（ディスペンサー）を使って、1日目と2日目は1プッシュ（0.2ml）、3日目と4日目は2プッシュ（0.4ml）、5日目は3プッシュ、6日目は4プッシュ、7日目は5プッシュと、おおよそ決まった時間に、舌下に垂らしてください。（最初に薬液がちゃんと出るか、ティッシュペーパーなどに一度プッシュし、確認

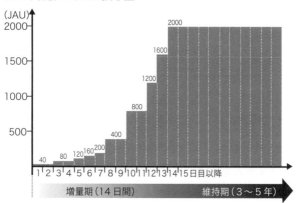

■スギ花粉エキスの投与量

してから滴下してください)。

　2週目からは、ボトルの色が青から白に変わり、同じように薬剤の濃度も変わります。1週目より10倍濃い2000JAUです。キャップを外して、付属のディスペンサーを取り付け、5回ほど出るのを確認したあと、先週と同じように、8日目と9日目は1プッシュ、10、11日目が2プッシュ、12日目3プッシュ、13日目4プッシュと続け、14日目5プッシュとなったら、増量期は終わりです。

　3週目以降の維持期は、2000JAUの濃度で、小さなラミネートチューブ状ののみきりの容器に1ml入った薬剤を毎日、舌下に滴下していきます。(薬剤は冷蔵庫で保管してください)

1週目／増量期	2週目／増量期	3周目以降／維持期
(ボトル容器：青)	(ボトル容器：白)	(チューブ状容器)
使う薬剤 200JAU/ml	使う薬剤 2000JAU/ml	使う薬剤 2000JAU/ml
1日目 0.2ml(1プッシュ)	8日目 0.2ml(1プッシュ)	1回 1.0ml/日
2日目 0.2ml(1プッシュ)	9日目 0.2ml(1プッシュ)	
3日目 0.4ml(2プッシュ)	10日目 0.4ml(2プッシュ)	
4日目 0.4ml(2プッシュ)	11日目 0.4ml(2プッシュ)	
5日目 0.6ml(3プッシュ)	12日目 0.6ml(3プッシュ)	
6日目 0.8ml(4プッシュ)	13日目 0.8ml(4プッシュ)	
7日目 1.0ml(5プッシュ)	14日目 1.0ml(5プッシュ)	

　のみ忘れたことをその日のうちに気がついたら、その日に同量を、翌日に気づいたら、前日分だけを滴下してください。今日の分と昨日の分を併せて、2倍にすることは絶対にやってはいけません。間違って多くのみ過ぎたとわかったときは、すぐ吐き出してうがいをすれば大丈夫です。

また、口の中に入れるわけですから、少量でも出血がある歯科治療中や口内炎を起こしているとき、口の中の怪我をしているときは治療を中断して、再開するときは、必ず医師に相談してください。

　通院のスケジュールは、最初は2週間後に病院へ行き、維持期になってからは、毎月1度、通院（基本的に薬剤は4週間分しか渡されません）します。このスケジュールを最低2年、できればそれ以上（多くは3～5年）続けます。また、舌下免疫療法をやっているからといって、他のクスリが使えないわけではなく、花粉シーズンにぶつかって症状が出た時は、舌下に滴下を続けながら、主治医と相談の上で、その時の症状にあったクスリで対処します。

　治療を始めた初年度から、症状が軽くなった、使ったクスリの量が減ったという効果が見られる患者さんもいますが、全員ではありません。多くの患者さんに治療効果がでるのは、次のシーズン以降で、最初のシーズンでは全く効果のなかった人に大幅な効果が出て、驚くこともけっこうあります。だから、すぐに効果が出ないからといって短気を起こさず、根気よく続けてください。

　花粉の飛散量は毎年異なりますから、どのタイプの花粉症の治療でも一喜一憂することなく、治療を続けるのが大原則です。

　費用の目安ですが、通院1回について再診料約600円、調剤薬局で薬剤が1400円の計2000円、月1回の受診ですか

ら年間で24,000円ほどになります。

　というわけで、この舌下免疫療法とは、

- 診察と検査の結果、ひどい症状の原因はアレルギーが主体だとわかった人が、
- 花粉シーズンが始まる前か、終わった後から、
- 医師からの指導を守って、自宅できちんと増量スケジュールを実施し、
- 少なくとも2年以上、毎日、薬剤を舌下に滴下することで、
- アレルギー症状が出るのを防ぐ、あるいは少なくする治療法、

なのです。

コラム

舌下免疫療法との暮らし

　薬剤は、当初はボトルに入ったタイプで、2週間を過ぎてから1回ごとの「のみきりタイプ」に変わりました。毎日、朝食後に服用していますが、さほど面倒と思うこともなく続けています。

　朝食を終えたら、冷蔵庫を開け、薬剤とコーヒーの粉が入った缶を取り出します。薬剤を服用したらタイマーを2分にセット、そのままやかんを火にかけ、コーヒーを入れる準備をして、準備が終わる頃にタイマーがなるので、薬剤をのみ込みます。同時に、湧いたお湯を注いでコーヒーを入れ、テーブルに戻るとだいたい5分が経過します。あとは新聞を読みながらコーヒーを飲む、という一連のパターンが定着しました。
（日経メディカルonlineより）

第4章 花粉症を治したい人に

d. 効果はどれほどのものか

　これまでの臨床研究では、花粉症の症状が全く消えたり（20%前後）、大幅に症状が軽減した患者さんは、併せて80%を超えました。しかも鼻だけでなく、目の症状も改善されているのが嬉しいところです。ちなみに、全く効果がなかった人は10%以下でした。

　免疫寛容がピークに達した後で止めてしまった場合は、同じような効果が続く人もいれば、だんだん効果が弱くなっていく人もいます。1年目で効果があった人の70〜80%は、その後もさらに状態は良くなって、そのうちの30〜40%は、症状がほとんど出なくなるくらいまでになっています。数年続けた後でやめて、5年以上も花粉症から解放されている人もいます。

　花粉症に関わる免疫システムの働き方は、人それぞれ違っています。その免疫システムに対する治療も、症状が全く出なくなる人もいれば、症状は出るけれども、その期間が短くなる人、症状は同じように出るが重症化はしないという人までいて、マチマチなのです。

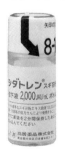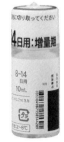
写真は舌下免疫療法で使う薬剤、「シダトレン スギ花粉舌下液」です。日本のアレルギー免疫療法を長年支えてきた鳥居薬品が2014年、この薬剤を開発し、製造承認を受けたことが「舌下免疫療法」の始まりです。

■治療1年目／2年目におけるシダトレンの治療効果

(アンケート調査:2016年7月、102例)

シダトレンの効果	非常に良い	良い	やや良い	不変	
1年目	40%	43%	11%	6%	49人
2年目	49%	35%	11%	5%	53人

非常に良いが、治療1年目が40%、治療2年目が49%と、さらに増加し、やや良い以上においても、94%から95%と高率を示し、非常に良好であった。

　幾らかでも症状が残っているとしたら、根治療法ではないのでは、と考える人も、中にはいるかもしれません。

　ただ、この舌下免疫療法は、花粉症を発症させる免疫系に直接働きかける治療法です。そのため臨床研究の過程で、従来の治療法にはなかったメリットも明らかになってきました。

　それは、これまで治療法がほとんどなかった重症の患者さんでも、舌下免疫療法をすれば、「症状の悪化を一定の段階で頭打ちにする効果」があったということです。

　症状が全くなくなるまで改善することを目指して治療をしていますが、そんな重症の方でも、くしゃみや鼻水の症状がある程度出始めたとしても、治療前と比べると、季節中にどんどん悪化することが少なくなったのです。そこで第2世代の抗ヒスタミン薬などの対症療法を組み合わせると、薬剤の使用量をかなり減らしながら、症状をコントロールできるようになりました。

患者さんの中には「症状が完全になくならなくても、花粉飛散量がピークになるときの重い症状だけは何とかしたい」という人もいます。寿司を握る職人が、マスクをしたり、客の前で鼻水を拭いていては商売になりません。アナウンサーもテレビカメラの前で何度もくしゃみをしては、番組が成り立ちません。そのような人にこそ、症状のピークを抑えてくれる舌下免疫療法は向いているといえます。このような効果のあるクスリは、これまでなかったのです。

　また、耳鼻咽喉科医からすると、舌下免疫療法の登場によって、患者さんの多種多様の希望に応えられる大きな選択肢が増えたことにもなります。

　だから、症状が改善しなくて悩んでいる方は、ぜひ耳鼻咽喉科医に、こんな症状が辛い、日常生活のこれが辛い、この症状をこれくらいまで改善して欲しいと、具体的に相談してください。

　先と違う言い方をして恐縮ですが、じつは相談のタイミングはいつでもいいのです。花粉シーズンまで３か月以上ある秋口ならもちろんいいし、花粉症の症状が出ているときでも、別の意味で、相談の絶好のチャンスなのです。症状が出ているときに診察できれば、舌下免疫療法が適しているかどうか判断しやすくなるからです。

　適していると診断できた患者さんは、スギとヒノキの花粉シーズンが終わったあとの５〜６月以降から、舌下免疫療法を始めることができます。そのほうが、次の花粉シーズンま

でに十分にカラダを花粉に慣らすことができて、免疫寛容を獲得しやすくなっていますから、最初のシーズンの治療効果は、より高まることでしょう。

e. 心配なこと、たとえば副作用など

一つ目は副反応のこと。舌下免疫療法の、いわゆる副作用のことです。最も多いのは、唇や口の中が腫れてかゆい、ということです。かなりの人が腫れやかゆみを訴え、口の中だけでなく、鼻や目、耳がかゆくなった人もいます。

舌に違和感を感じる人もいます。くしゃみが出たり、喉に炎症が出た人もいます。発疹が出た人もいます。頭が痛くなった人もいます。

どれも治療開始時に多く見られ、治療を続けて行くうちにほとんどが消えるのですが、症状の強さに個人差があって、

コラム

アナフィラキシーショック

体がアレルゲンによって一度感作されたあと、再び同じアレルゲンが侵入したとき、IgE抗体と結合して起こる、急激で激しい反応です。短時間のうちに血圧が低下して、いわゆる全身的なショック状態を起こし、放置しておくと、呼吸困難やチアノーゼ、意識がなくなるなどで、死に至ることもあります。迅速で的確な救急処置が必要で、ハチ毒やペニシリンによるものなどが有名です。特に、呼吸がゼーゼーしだしたり、顔色が紫色になったり、頻脈などの症状が出たときは、すぐ救急車を呼んでください。

第4章 花粉症を治したい人に

口の中の腫れやかゆみが2〜3日でなくなる人もいれば、何週間も続く人もいます。そんなときには抗ヒスタミン薬を使うと、楽になります。

いちばん心配するのは「アナフィラキシー」という強烈な発作が起こることです。これまで日本では1例の報告もありませんが、可能性はありますので、増量していくときに何かカラダに異変があったときは、すぐ医師に相談してください。

二つ目は、「患者が主治医」という言葉本来の意味です。花粉症の免疫療法には、注射によるものもあります。これは通院する手間はありますが、増量などの細かなところは、全て医療側が行なっていて、患者は通院するだけでよいのですが、この舌下免疫療法は、全て患者自身がやることになります。

増量の仕方などは、言葉で言うと複雑ですが、実際にやってみると大したことではありません。ただ、どうして少しずつ増量するのか、急に増量するとどうなるのか、薬剤を滴下するとはどういうことなのかなどについては、正確に理解する必要があります。

この薬液、シダトレンスギ花粉舌下液は、薄いとはいえ、花粉症を引き起こしていたアレルゲンそのものです。だから、1日も早く効果を出そうとか、なかなか効果が現れないからといって、何日分も一度にのんでしまったら、一体どのようなことが起こるのか、を想像してみてください。

また希望しても、次のような人の場合、この治療が受けられないとお断わりすることもあります。

- 11歳以下、または、あまりにも高齢の人
- スギ花粉症と明確に診断されない人
 （事前の検査で、スギの特異的IgEが上昇し、スギ花粉の時期に鼻や目の症状がある人でないと適応になりません）
- 舌下アレルゲンエキスを毎日服用できない人
- 定期的に通院できない人や、引越しの予定などがあって、継続的にこの先通院ができない人
- 降圧薬のβ阻害薬（インデラル、セロケン、テノーミン、アーチストなど）をのんでいる人
- 気管支喘息を合併している人
- 全身ステロイド薬の連用や抗がん剤を使用している人
 （自己免疫疾患の人や、がんの化学療法を受けている人）
- 妊娠中の人（治療中に妊娠がわかった場合は、続行も可能です。ただ授乳は避けるので、人工乳での育児になります）
- 視覚異常や視野狭窄、不整脈などがあって、アナフィラキシーの前兆に気づけない人

　悩ましいのは今、低年齢の子どもたちに花粉症が広まっていることです。小さなうちから花粉症になると、重症化するというのが、これまでの知見です。だから、子どもさんにもこの免疫療法ができないかとずっと思ってきました。しかも、この免疫療法が効いた患者さんは、通年性アレルギー鼻炎やぜんそくなど、他のアレルギーの出る確率がぐんと下がる、

第4章 花粉症を治したい人に

つまり予防になることがわかってきたから、なおさらです。ただ、「シダトレン」の治験の時には12歳以上ということで行ないました。だから、11歳以下の子どもさんには保険適用がありません。

　そんなとき、先に「シダトレン」をつくった鳥居薬品が年齢に関係なく使用できるスギ花粉のアレルゲン免疫療法薬を開発し、2017年9月、その製造販売が承認されました。「シダキュア」という錠剤です。やはり同じように舌下に入れて使いますが、冷暗所に保存することもないこと、5歳から使えることで、使い勝手はさらに良くなっています。(海外では3歳から使っています)

　ということで、関係者一同大いに期待したのですが、2017

コラム

「シダキュア」の使い方

2000JAUと5000JAUという、2種類の舌下錠があります。

最初は2000JAUを1日1回1錠、舌下に1分間含みます。

2週目以降は、5000JAUの錠剤を1日1回、舌下に1分間含んでから、のみ込みます。その後、5分間はうがいや飲食は控えます。液剤では維持期に入って、やっと2000JAUでしたが、錠剤では最初からそれを使って、しかも翌週以降、ずっとアレルゲンエキスが多く含まれる5000JAUを使う計画です。このため治験の時には、約30%以上の方が口の中の違和感やかゆみを訴えていました。専門医としては、副反応のケアもしっかりしなくてはいけないところです。

年秋の薬価収載が見送りになり、すぐに保険で使えるということにはなりませんでした。ただ、2018年中に保険適応されるのは間違いないと思っています。

f. すべての人に効果があるわけではありません

この舌下免疫療法を、全てバラ色の治療だというつもりはありません。まだ乗り越えなくてはならない壁がいくつかあります。

まず、あれだけ慎重に粘膜の過敏性の強い人などを除いているにもかかわらず、どうしてもこの治療に反応しない患者さんが1割強、存在するということです。何年もこの治療をやってきて、それでも思うような効果がないとわかった時の落胆は一通りではありません。そんな人が出ないよう、最初の段階で手を尽くして調べてはいるのですが、なかなかうまくいきません。網の目がまだ大きいのでしょうか。

そんな方でも、スギ花粉による症状は抑えられているはずです。それでも重い症状が残るのは、それ以外の要素にもう一度、目を向ける必要があります。

そして、それに向けた、例えば後鼻神経を切断する手術を組み合わせて鼻水を抑えたり、アレルギー以外の条件の時に鼻水が出る回路を制御するような点鼻薬を併用したりという、さらにきめ細かな工夫が必要だと考えています。

もうひとつは、スギ花粉以外のアレルゲンに対しての治療についてです。このシダトレンはスギ花粉の標準化エキスで、スギ花粉症にしか効きません。しかし、実際の花粉症の患者

第4章 花粉症を治したい人に

さんは、いくつものアレルゲンに感作され、複数のアレルゲンを持っている人がたくさんいます。何かにアレルギーを起こすと、別のものにもアレルギーを起こしがちだからです。花粉でいえば、ヒノキは多いし、同じ頃のカバノキも見過ごすことができません。また夏からのイネ科や秋のブタクサなどに悩む方も少なくありません。さらにハウスダストに同時に感作されて、通年性のアレルギー性鼻炎を持っている花粉症の患者さんも、本当に多いのです。

ヒノキはスギと近いアレルゲンで、スギ花粉のアレルゲン免疫療法が効いたという報告もあります。しかし、スギ以外の花粉には、舌下免疫療法で使うことができる標準のアレルゲンエキスがありません。

スギ花粉の時期もひどいけれど、それ以外の時期も、ほぼ一年中、鼻がぐずぐずしているなら、通年性のアレルギー性鼻炎の影響が強いのかもしれません。そういう人には、「ミティキュア」「アシテア」というダニのエキスが用意されていますから、そちらの舌下免疫療法はできます。ただ、スギ花粉症の舌下とは一緒にできません。注射でやる皮下免疫（減感作）療法では、右の腕にダニ、左の腕にスギというように注射の部位を変えれば、同時に2種類まではできました。舌下の場合では、それができないのです。

ブタクサやイネ科の植物による花粉症が多いアメリカでは、減感作療法の時、皮内反応でアレルゲンとわかったもの全てを一緒に「注射」するのが普通です。カモガヤが陽性、

チモシーグラスも陽性、ジュニパーグラスも陽性、ブタクサも陽性のひとには「ミックスドグラス」といって、陽性になったものを20種でも30種でも混ぜて注射します。ヒノキや白樺などを併せた「ミックスドツリー」もあります。

　日本ではそこまで極端ではありません。いろいろなものを混ぜると、副作用が出た時、どれが原因かわからないからです。そこで一本一本別のところに打つのですが、「ミックス」というのも、今後、患者さんによっては考慮の余地があるかもしれません。

g. 死者が出た「経口免疫療法」とは違います

　同じアレルギーといっても、花粉症と食物アレルギーは、かなり違います。食物アレルギーは死に至ることもある激しい病気ですが、花粉症が命に関わることはありません。

　食物アレルギー治療の経口免疫療法は、花粉症の皮下免疫療法と、よく似た原理とやり方の治療法です。まず負荷試験を行なって、卵なら卵の、そのお子さんがギリギリの症状を出す「いきち閾値」を調べ、その後は外来か入院で、少しずつそのアレルゲンを口から摂取して、その閾値のアレルゲンが入った時にも大丈夫なくらい、体を慣れさせていきます。そして最後に2週間以上、その食べ物を抜いた後、再び摂取して、アレルギー反応が起きないことを確認する、という治療の手順になっています。

　この経口免疫療法は、食物アレルギーを克服する治療として期待されていて、世界中の医療機関で、有効性や安全性を

第4章 花粉症を治したい人に

確かめる臨床研究が行われていました。

その中心の概念が、「経口免疫寛容」です。漆職人が新人に漆を舐めさせる、あれです。そして、そもそも食物アレルギーとはこの経口免疫寛容の破綻か、不成立が原因で起こったと考えられているのです。

つまり、普通の人なら、卵などを食べても、経口免疫寛容の仕組みに誘導され、免疫系の攻撃を受けることなく消化管を通って吸収されます。一方、食物アレルギーの人は、この寛容に誘導されず、そのため免疫系はその食べものを敵と認識して、吐いたり、ジンマシンが出たり、下痢したり、気道の粘膜がむくんで呼吸困難になったりというアレルギー反応が起きる、というわけです。その最も激烈な反応が、摂取後、数分から数時間以内に起きるアナフィラキシーショックです。

2017年の7月、米国アラバマ州の小児病院で、牛乳アレルギーと喘息を持つ3歳の男の子が、食物経口負荷試験によるアナフィラキシーショックで亡くなったのも、そんな臨床研究の一環でした。不幸な出来事でしたが、現実の治療現場では、死なないまでも、アナフィラキシーショックを起こした経験は、相当数ありました。この男の子の死を契機に、日本でも「経口免疫療法」での事故が調査され、同じような経口免疫療法中に、9件の事故が起こっていたと報道されたのは、まだ記憶に新しいところです。

ただ、何度も言いますが、花粉症での舌下免疫療法で、ア

ナフィラキシーショックが起こったという報告は日本ではゼロ、1例もありません。安心して治療を続けてください。

また、スギ花粉入りと称するドリンクや飴などのいわゆる「健康食品」には絶対に手を出さないこと。2007年2月、スギ花粉が入っているというカプセルを飲んだあと、テニスをした花粉症の女性が、急に呼吸困難を起こして、救急搬送されました。重いアナフィラキシーショックを起こしたとみられ、一時は生命の危険さえ心配されるほどでした。

これは、舌下免疫療法とはなんの関係もない、「健康食品」で起こった事件です。だいいちスギ花粉入りの飴を舐めても、免疫療法にはなりませんし、患者の皆さんが主治医である舌下免疫療法でも、医師の目が全く届いていないことはまずありません。始まる前には充分な説明をしますし、最初は必ず口の中の反応を診させてもらいます。通信販売のカプセルをただ飲むようなものではないのです。

それに、私たちが使っている標準化されたスギ花粉エキスを、軽く考えないでください。きちんと濃度管理された形になるまでに、かなりの年月がかかりました。もちろんその辺りに生えているスギの花粉を集めて作っているわけでもありません。

また、医療費高騰の是正が叫ばれる昨今の傾向として、病院向けの薬剤がどんどん町の薬局で手に入るようになってきています。そして、舌下免疫療法だけでなく、患者自身で自分の健康を管理する「セルフメディケーション」の場面が、

今後、否応なく増えていきます。そこで重要なのは、患者自身の「理解」と、いいものか悪いものかを正しく判断できる「リテラシー（能力）」です。そして背景には、舌下免疫療法が在宅でできるための医師の目と患者との「インフォームド・コンセント（治療方針を理解した上での同意）」が欠かせません。これまで事故なくやってきたのも、舌下免疫療法のメリットだけでなく、起こりうるあらゆるデメリットをも患者に伝え、よく理解してもらっているからです。

4. これからの免疫療法、花粉症ワクチンなど

　舌下免疫療法は、それまで注射でやっていた免疫療法のカラダへ入れる「ルート」を変えたものですが、同じように「ルート」や「抗原」そのものに手を加えて、形を少し変えたものにするという試みがずっと行なわれてきています。それは、副作用のリスクを減らすことと、治療期間を短くすることを目標としているからです。

a. 花粉症（LAMP）ワクチン
　一つは「花粉症ワクチン」です。ただ、病原体の毒性をなくしたり、弱めたりしたものを注射して、抗体を作らせて、その病気にかからないようにする天然痘やポリオのワクチンとは、ずいぶん違います。

花粉症ワクチンが狙っているのは「カラダを細菌が感染したのと同じ状態にする」ことです。

　免疫の司令塔であるヘルパーT細胞リンパ球（Th）に1と2というタイプがあることは、先に述べました。カラダに害をする細菌がやってきた時には、ヘルパーT細胞のうち1型が働き、花粉がやってきた時に働くのは2型です。そして、私たちのカラダの中では、1型が増えると2型が減り、2型が増えると1型が減るという具合に、いつもバランスをとっています。だから、細菌感染が起こると、それを退治するために1型が増えて2型が減り、結果的にアレルギーを起こす2型を減らして、アレルギーの症状を抑えてくれるはずです。

　そのためには抗原のスギ花粉のなかから、花粉症を起こすアミノ酸の部分を取り出し、毒性をなくした細菌のDNAに組み込みます。これを注射すると、免疫系は「細菌感染だ！」と勘違いして、1型のリンパ球をドッと増やします。すると、2型リンパ球が減ってアレルギー症状が起こらなくなる、というのが、花粉症ワクチンであるLAMPワクチンの仕組みです。

　この花粉症ワクチンは、2016年に第I相試験を終え、いま第II相試験の最中です。成功すれば数回の注射でアレルゲン免疫療法と同じく、長期間にわたる効果が出るだろう、と期待されています。

b. ペプチド免疫療法

　このペプチド免疫療法では、スギ花粉エキスのアレルゲン

から、アレルギー細胞と結びついて症状を起こすペプチド（アミノ酸がいくつか結合した物質）を取り外したものを使います。こうすれば、アレルゲンはアレルギー細胞とは結合しないので、アナフィラキシーの不安もなく、一度に大量に打てます。安全で、効果が出るまでの期間も早く、回数も少なくてすむし、免疫効果も高いはずです。

　他に、スギ花粉抗原にプルランという糖蛋白をくっつけたものもあり、これも治療期間の短縮を狙っています。このペプチド免疫療法は、人での臨床試験が始まっています。

　また同じように、アレルゲンから症状を起こすタンパク質の一部であるペプチドを、遺伝子組換えでイネに組み込んだのが「食べるワクチン」こと、スギ花粉米です。食べ続けることで、微量のアレルギー物質が徐々に体内に入ることになり、アレルゲン免疫療法と同じ効果があるのではと開発されました。マウスの実験では５か月間食べ続けた結果、鼻症状やくしゃみの回数が改善するなど、アレルギー反応を緩和する効果が認められました。人での安全性や有効性を確かめる治験も始まっています。

c. 経リンパ節免疫療法

　これは免疫療法のルート変更案です。リンパ節に直接入れようというもので、ごく少量の投与でよく、回数もごく少なくて済むといわれ、いま臨床検討の最中です。

　これら新しい免疫療法が、実際の臨床でスタートするには、

もう少し時間がかかるかもしれません。しかし、花粉症の治療は着実に進歩しています。

第5章

セルフ・ケア
~患者自身ができる大切なこと~

1.「口腔アレルギー」対策の セルフ・ケア

■どんな対策を行っていますか？

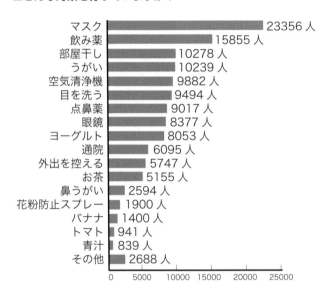

　メディカル・ケアと並んで大事なことが、患者自身が行なうセルフ・ケアです。この二つは車の両輪です。

　基本は「花粉をできるだけ体の中に入れないこと」です。花粉症の症状が出るのは、戸外を飛んでいる花粉がカラダの中に入ってくるのが原因で、その症状は吸い込む花粉の量に比例して強くなっていきます。だから、シーズン中はなるべく花粉をカラダの中に入れないようにする工夫、セルフ・ケ

アが、花粉症治療の大きな柱になるのです。

　マスクやゴーグルの効果について、経験のある人は実感されているはずです。どんなに効果のあるクスリをのんでいても、体の中にどんどん花粉が入ってきたら、そのうちに症状が出て、抑えきれなくなります。たとえアレルゲン免疫療法をやっていたとしても同じです。

　セルフ・ケアの重要性や具体的なやり方については、インターネットや花粉症の本を開くと、かなりのページを割いて、さまざまな商品や方法を紹介していますが、その全てを実行することは不可能ですし、その必要もありません。花粉症の程度や症状は一人一人違いますし、患者さんの性格も、仕事も、暮らしぶりも、住居環境も、それぞれ違います。

　そこで大切なことが２つあります。

　１つは「花粉を極力吸い込まないようにする」という基本を抑えた上で、やりやすいように自分なりに「アレンジ」をすることです。効果の有無は実際の症状との相談になりますが、診察の時に「私はこんなふうにしています」と話して、いろいろアドバイスをもらってください。医師を上手に利用することです。

　前頁のグラフは「どんな対策をしていますか」と患者さんに尋ねたときのもので、ほとんどは妥当な対策です。しかし、ヨーグルトやお茶、青汁などはどうでしょうか。花粉症にいいと聞けば、試してみたくなるのが人情です。これらは口に入れても害はないでしょうが、しかし、はっきりした花粉症

の予防や症状を抑える効果があると、学会レベルで報告されたことはごく僅かです。使うときには、はっきり「気休め」だと自覚してください。これが2つ目の大切な点です。

a. バナナとトマト

　グラフの下のほうに、バナナとトマトとあります。どちらも「ダイエット」にいいと、以前、評判になった食品です。もちろんバナナだけ、トマトだけ食べて痩せるなどという単品ダイエットが医学的にいいことは全くないのですが、花粉症に対しても、よい食品として名前があがっているわけです。

　バナナは2013年、日本バナナ組合から依頼を受けた筑波大学が、バナナを食べるとアレルギーが抑制されるか否かの実験をマウスと少数の人で行ない、一応の効果があると発表したことが始まりでしょう。効果をあげるには1日2本、200gのバナナを食べることだそうですが、それくらいのバナナなら、効果のほどはともかく、栄養的にも経済的にもあまり影響はないかもしれません。

　一方、トマトはけっこう複雑です。ネットでも、花粉症に良いという情報と、悪いという情報が混在しています。花粉症に良いというのは、トマトの皮の成分とか、栄養成分であるリコピンの効果で、悪いというのは、特にスギ花粉症の場合、トマトが「花粉・食物アレルギー」の原因になるから、というのが理由です。

　いったん何かでアレルギーを起こすと、他のものでもアレ

ルギーを起こしやすくなるのは、経験的な事実です。スギ花粉症でも、勘違いした免疫機能が、スギ花粉と構造や形が似ているヒノキに対しても、同じような反応が生じているのはご存じの通りですが、さらにスギなどの花粉にタンパクが似ている野菜や果物にアレルギー反応を起こすこともあるのです。それが「花粉・食物アレルギー症候群」で、以前は「口腔アレルギー症候群」（Oral allergy syndrome:OAS）と言われていたものです。花粉症の患者さんの10人に1人の割合で起こると言われ、トマトはスギ花粉症の患者さんが花粉・食物アレルギーを起こすことがある注意食材の一つです。

花粉・食物アレルギーでは、原因になる食べものを食べた直後（15分以内）に、以下のような症状が起こります。

1. 口の周りや舌、口の中が腫れる。
2. 口の周りや舌、口の中が痒くなる。
3. 口の周りや舌、口の中がイガイガする。
4. 吐き気や嘔吐、下痢などの消化器症状が起こる。
5. 湿疹などの皮膚症状が起こる。
6. 目や鼻に、花粉症の時の症状が出る。
7. 喘息がおきる。
8. アナフィラキシーショック〜血圧が低下し、意識が朦朧となったり、呼吸困難のような全身症状が起こる。

飛散時期		花粉	花粉と関連性のある食物の一部
春	1〜6月	ハンノキ シラカンバ	リンゴ モモ 大豆(豆乳)など
	2〜5月	スギ ヒノキ	トマト
夏	4〜10月	オオアワガエリ カモガヤ	メロン スイカ キウイなど
秋	7〜11月	ヨモギ	セロリ ニンジンなど
		ブタクサ	メロン スイカなど

気をつけて欲しいのは、7.や8.の激しい症状が起こる可能性があること、そして、このような反応を起こした人は、同じようなアレルギー発作やかぶれが、ラテックスなどのゴムでも起こる可能性があることです。ラテックスによるアレルギーは症状が激しいことで知られていて、アボガド、バナナなどでも同じような口腔アレルギー反応が生じます。これらを特に「ラテックスフルーツ症候群」と言います。

診断としては、花粉症と診断されている人が、これら果物や野菜を食べたときに症状がでたというエピソードがあれば、臨床的に診断できますし、血液や皮膚の検査でも調べることができます。

対策は、できる限り原因食物を食べないこと。症状が頻繁に出るときは抗アレルギー薬を定期的にのみ、症状がでたらすぐに抗ヒスタミン薬やステロイドを使って、症状の進行を食い止めることです。ほとんどはそれで収まりますが、どん

どん症状がひどくなったり、最初から呼吸困難のようなアナフィラキシーショックが見られたときは、救急車をすぐ呼んで、総合病院の救急外来に駆けつけ、ステロイドの点滴が必要となります。

　この花粉・食物アレルギー症候群は、いくつかの要因が重なった患者に起きやすいと言われています。風邪を引いていたり、生理だったり、疲れていたり、寝不足が続いていたりすると、自律神経系も不安定になって、免疫系のバランスも乱れやすくなっているのでしょう。そんな時には、これまで症状がでたものは絶対に口にしないこと、また、原因となるものはかなりたくさんありますから、怪しいなと思うものは、食べる前に、舌の先に少しのせて反応を見るくらいの慎重さが必要です。

■注意が必要な野菜・果物

花粉症の原因植物	ハンノキ	シラカンバ	スギ、ヒノキ	カモガヤ	ブタクサ
りんご	●	●			
桃	●	●			
ナシ	●	●			
ビワ	●				
サクランボ	●	●			
いちご	●	●			
メロン	●	●		●	●
スイカ	●			●	●
きゅうり	●				●
大豆(豆乳)	●				
キウイ	●	●		●	
オレンジ	●	●		●	
ごぼう	●				
山芋	●				
マンゴー	●				
アボカド	●				
ヘーゼルナッツ	●	●			
ニンジン	●	●			
セロリ	●	●		●	
じゃがいも	●	●		●	
洋ナシ		●			
スモモ		●			
アンズ		●			
アーモンド		●			
クルミ		●			
ピーナッツ		●			
ライチ		●			
マスタード		●			
トマト			●		
玉ねぎ				●	
コメ				●	
コムギ				●	
ズッキーニ					●
バナナ					●

2. 外出時のマスクとメガネは効果あり

　外出する時を考えてみましょう。仕事もあるし、学校もあります。花粉が大量に飛ぶときには、極力、外出を控えるといっても、ずっと家に閉じこもっているわけにはいきません。そこで外出する時には、マスクで鼻と口を覆い、メガネで目をカバーするという重装備になるわけですが、この重装備、実はとっても効果がある装備なのです。

　ボランティアの被験者に、頭がすっぽり入るクリアボックスに顎より上を入れていただき、そこに３万個の花粉を散布して、目や鼻の粘膜に着く花粉の数を調べたことがあります。

　まずマスクですが、1848 ⇒ 537 ⇒ 304 と、なりました。

　つまり、マスクなしの時には、鼻腔の粘膜に平均 1848 個の花粉がつきましたが、「普通のマスク」をすると 537 個に減り、「花粉症用のマスク」をつけると、304 個に減りました。つまり、普通のマスクをしただけで花粉は３分の１弱になり、花粉症用マスクでは６分の１に減ったわけで、マスクはしっかり効果があるという結果です。これまでも、アンケート調査などで、マスクをした人の症状が軽くなっていることはわかっていましたが、その科学的な実証ができたのです。

　次のメガネは、791 ⇒ 460 ⇒ 280 という結果になりました。

　メガネなしの時、目の粘膜に付着した平均 791 個の花粉は、「普通のメガネ」をかけると 460 個と６割にへり、「花粉症

用のメガネ」をかけると3分の1強に減る、これも充分に効果があるといっていい数字です。もともとメガネをかけている人のほうが目の症状を訴える割合が低いと言われていたのは、間違いではなかったわけです。

というわけで、外出する時には、必ず花粉症用の「マスク」と「メガネ」をつけることをお勧めします。マスクをしてメガネをかけると、ほぼ100%です。メガネが曇りますが、それにはいろいろな対策があります。

また、花粉症用のメガネには、普通のメガネタイプと、上下左右にバイザーのような構造をつけたゴーグルタイプがあります。違いは、度付きレンズが入れられるかどうかのようで、メガネタイプは度付きレンズが入りますから、普通のメガネとしても使えます。ただ、足元や手元方向の視野が狭くなるものが多く、慣れるまで少し時間が必要かもしれません。一方で、ゴーグルタイプはほとんど度つきレンズが入れられないので、コンタクトレンズ使用者向けといえますが、基本は花粉シーズン中、コンタクトレンズをやめることです。

花粉症用メガネでなくても、サイドと上部にカバーがついたものなら、顔にフィットするスポーツグラスでもいいですし、素通しのダテ眼鏡でもそれなりの効果はあります。

このようなメガネを一日中つけて家に帰ると、バイザーの部分に細かな砂のようなものがけっこう溜まっています。これこそスギ花粉で、メガネをしていなかったときは、そのまま目や鼻の粘膜を直撃していたのです。

メガネが曇らない方法として、他にも、自分のサイズにあったマスクを使うとか、マスクの頬に当たる部分を折って、息の出口をつくるとか、ティッシュペーパーを挟む、小さいマスクと大きいマスクをつけるなどの方法があります。

コラム

マスクをしてもメガネが曇らない裏技

メガネをかけている人にとっての悩みのタネは、マスクをしているとき、どうしてもメガネが曇ってしまうことです。

今年、NHKの大河ドラマ「西郷どん」に主演している鈴木亮平さんもかなり困っていたようで、彼のブロクで、曇り止めを防ぐ秘訣を教えてくれています。

それは、ひどい花粉症の彼でも、とっても手軽で、なかなか効く方法でした。
- まずは鼻ワイヤー入りの簡単なマスクを用意して
- 鼻にあたるワイヤーの部分を一度だけ外側に折ること

これだけです。

これ迄とおなじようにマスクをして、ワイヤーを一回だけ外側に折り、メガネのフレームの下の部分との間に挟むようにする(これがコツです)と、完璧とはいかないものの、かなり効果があるとのこと。

実際にやってみると、最初はうまい位置を見つけるのに苦労しますが、収まるポジションが決まると、けっこう曇りません。

メガネの曇り止め剤は、ドラッグストアではコーナーが作れるくらい種類があり、また中性洗剤や歯磨き剤を塗ればいいともいいますが、こんな簡単な方法があったとは。

是非試してみる価値があります。

さらにレンズにも、曇りどめの他、界面活性剤（中性洗剤）や歯磨き剤を塗ればいいという工夫もあります。

　私がお勧めするマスクもあります。
　花粉シーズンのドラッグストアの棚を見ると、花粉症用と銘打ったたくさんのマスクが並んでいます。形では平型、立体型、プリーツ型があり、素材ではガーゼ、不織布、ポリウレタンがあって、洗濯可能なものと使い捨てがあります。
　理想を言えば、花粉をしっかりガードしてくれて、つけやすく、しかもつけているのが苦にならないものです。メガネは曇らないで欲しいし、すぐ耳が痛くなったり、息苦しくなるのもいけません。ゴムの跡がしっかりつくのも勘弁してほしいところです。医師によれば就寝中もマスクをすることを勧めるかもしれませんが（効果はあります）、つけにくいマスクでは、とてもできない相談です。
　というわけで、かたちは「立体的」なもの、素材的には「不織布」のマスクを、私は勧めています。ガーゼよりも繊維が密に、かつ不規則に並んでいるため、花粉が付着しやすいと思われるからです。そして、特に花粉が多く飛ぶときは、何層かになっているその間に、湿ったガーゼを挟んでみてください。こうすると98.3％の花粉が捕集できたという報告もあります。
　そして、花粉症用マスクは「使い捨て」が基本です。ですから、あまり値のはるものはどうでしょうか。18種類のマス

第5章 セルフ・ケア

クを比べた日本大学和歌山医療センターの榎本雅夫先生の実験では、価格と呼吸抵抗や花粉除去率に明らかな相関はなかったそうです。安い使い捨てタイプで十分ということです。

大事なことは、鈴木亮平さんのブログにもあるように、いかに頬や鼻とマスクの間にできる隙間を減らして、曇らず、かつ花粉の侵入を防ぐかということです。それに私たちはマスクをしたまま、じっとしているわけではありません。歩くし動くし、電車にも乗るし、笑ったり怒ったりするたびに、顔の表情も動きます。ですから、同じマスクをかけても、隙間のでき方が人によって違うこともあり得ます。その意味でも、「鼻ワイヤー入りのマスク」がおすすめで、そのカーブのツケ方などは、鏡を見ながら工夫してみてください。

もう一つがサイズです。

日本衛生材料工業連合会のホームページによると、

1. 親指と人差し指でL字形を作ります。
2. L字形にした状態で、耳の付け根の一番高いところに親指の先端を当て、鼻の付け根から1cm下のところに人差し指の先端を当てます。
3. 親指から人差し指までの長さを測れば、それがサイズの目安になります。

● **マスクのサイズの計り方**

親指と人差し指でL字形を作ります。

使いにくいという理由の一つが、サイズの合っていないマスクを使っていることで、サイズが合ったマスクなら、口紅が付着することも少なくなります。

3. 髪を被い襟元を開けないこと、など

a. 帽子

　重要度からいうと、メガネ、マスクと同等かもしれません。よく言われるように髪の毛は花粉の住処です。髪の毛についた花粉は、そのあと、目や鼻に入って症状を起こすからです。特に目の症状が辛い人には、帽子は必需品でしょう。

　できるだけカバーしたいので、つばの広いものや、髪の毛がそのまま入るキャスケットのような形のものがいいかもしれません。ロングの方もまとめ髪にして帽子の中に入れること。間違っても毛糸の帽子はかぶらないこと。花粉を集めているようなものです。そう高価なものではないので、いくつかお気に入りの帽子を用意しておけばいいでしょう。

　あと、ヘアースタイルにも注意してください。フロントでもサイドでも、髪が顔にかかるスタイルは、この時期、向いていません。束ねること。そして、帰宅したらすぐ髪の毛を洗うことです。

b. スカーフ

　首筋をガードするためです。花粉が顔や首につくと、赤くなったり,腫れたり、痒くなったりすることがあります。花

粉症の時期は肌が荒れて、化粧のノリが悪いという方が少なくありません。そんな方にもいい方法だと思います。肌寒いときの防寒にもなります。もちろんインナーにハイネックを着るのも、襟元が空かないのでオススメです。

c. ファンデーション

議論が分かれるところで、ノーメイクでは花粉が鼻に吸い込まれやすいといわれる反面、ファンデーションに花粉がくっつくという説もあります。私はしっかりファンデーションを塗って、そこに花粉を閉じ込めるような感覚でお化粧をしてくださいとお話ししています。

また、シーズン中は顔以外の部分も敏感になりがちですから、お風呂上がりに保湿ローションをつけたり、クリームを塗って、保湿を心がけましょう。下着などは締め付けのないもの、肌に優しい素材のものがいいでしょう。

d. 素材

ナイロンやポリエステル、綿、シルクなど、花粉がつきにくく、落としやすい素材を選びます。スエードやファーなどの起毛素材やウールなど毛足の長い素材は、花粉がつきやすいので、避けたほうが無難です。特に上に羽織るスプリング

素材	花粉付着率
ウール	980
化繊	180
シルク	150
綿	100

木綿を100とした時（佐橋紀男教授提供）

コートはスベスベした素材を。最近は花粉がつきにくいという生地、アンチポランも出ています。静電気防止スプレーも効果的です。

e. スタイル

　基本は肌をなるべく露出させない長袖。シャツもレーヨンのようなものがいいし、ボトムもできたらデニムのパンツが花粉を付着させないでしょう。コートの内側に着るものでもセーターやカーディガンなどのウール製品はお勧めできませんから、代わりにポリエステル素材の薄手のダウンはいかがでしょうか。叩けばすぐに花粉が落ちるし、小さく折りたためるものが多いので、持ち歩きもでき、上着としても向いています。

　そして、ため息をつくだけではなくて、工夫次第で、花粉に悩まされることなく、おしゃれも楽しめるのだという、意識の切り替えが何より必要です。これは決して嘘ではありません。

4. 室内の花粉対策は掃除がキホン

　室内に入った花粉がどうなるか、実験をしたことがあります。その時にわかったのは、花粉は
　　1. いつまでも空気中に漂っていない
　　2. わずかな湿気を吸い込んで、すぐ床に落ちる
ということです。

第5章 セルフ・ケア

　それでも、締め切った室内で症状が出るのは、歩いたりするたびに、床に落ちた花粉が舞い上がり、それを吸い込むためです。だから「掃除の基本」は、
- 室内に漂う花粉は空気清浄機で取る、あるいは加湿器で重くして下に落とす
- 床に落ちた花粉は、掃除機や濡れ雑巾で拭き取る

ことです。

　花粉の粒子は大きいので、普通の掃除機のフィルターでほとんど引っかかります。花粉がたまりやすい絨毯やソファーなどは、特にしっかり掃除機をかけてください。

　掃除機をかけたあと、鼻がグズグズするとしたら、それは掃除機から出た花粉ではなく、排気で床の花粉が舞い上がったためでしょう。本体を部屋の外に出すという方法もありますが、掃除機をかけたあと、空気清浄機のスイッチを入れれば、舞い上がった花粉をキャッチできます。フローリングや畳の部屋は、掃除機をかけたあと、雑巾で水拭きすればいいでしょう。

　大事なポイントの一つは、空気清浄機の置き場所です。花粉が舞い上がっても、吸い込まなければ症状はでません。だから、人の動くことの多い場所（リビングや廊下など）に空気清浄機を置くことが、大切です。特に寝ているときは、床との距離が縮まっていますから、寝返りなどの時に吸い込まないよう、ベッドや布団の近くに、加湿器や空気清浄機を置いてください。

もう一つのポイントは、室内の花粉の密度そのものを下げてから使うことです。

　花粉は、部屋の隅や家具の上などに、ホコリと一緒になって溜まっています。掃除機をかけるときは（できれば毎日）、部屋を丸く、ではなく、家具をどかして、四隅を徹底的に掃除します。タンスの上など、ホコリが溜まっているところは、花粉も溜まっているので、掃除機の後、雑巾で拭きます。そしてきれいにしてから空気清浄機を使うと、さらに効果が上がります。

　そして掃除は、なるべく花粉の飛散が少ない午前中に済ませたいし、乾燥しているときには加湿器もいいものです。

　というわけで、ひどい症状に困っている方は、空気清浄機と加湿器の購入を考えてください。

　そして、帰宅したら、玄関に入る前に上着やバッグから花粉を徹底的に落とします。衣類用のブラシでもいいし、ガムテープやコロコロ（カーペット用粘着テープ）でも構いません。

　洗濯は、洗剤と一緒に柔軟剤を使うと、静電気防止効果もあって、服に花粉がつきにくくなることが期待できます。そして大事なのは干し方。花粉の時期に外に干すと、花粉をつけてくださいといっているようなもの、乾燥機をお持ちなら、ここが使いどころです。持っていない場合は、日当たりのいい室内に干すことになります。また、布団やシーツを日に当てるのも、花粉の時期は控えましょう。

5. 目のケアは人工涙液目薬で洗うこと

　花粉症は目も鼻も辛い病気です。目の症状で辛いのはかゆみ、鼻の症状で一番辛いのは鼻づまりでしょうか。その辛さを解消（あるいは減少）できるようなセルフ・ケアをいくつか紹介します。

　目のかゆみをとりたいときには、花粉を洗い流すことに尽きます。ただし、そのときには水道水ではなく、人工涙液という目薬で行なって下さい。

　目ぶたも一緒に洗う洗眼薬もありますが、デリケートな目元を何度も洗うことになるので、お勧めできない、というのが眼科医の意見です。

　人工涙液は防腐剤の入っていないものがベストです。防腐剤入り目薬に使われるBAK（ベンザルコニウム塩化物）は界面活性剤で、角膜上皮障害や接触皮膚炎（かぶれ）を起こしやすいと言われているからです。そして、目から溢れるくらい2、3滴さして、溢れたものをティッシュで拭けば、目の表面は十分に洗われています。使うときは冷蔵庫で冷やしてから使うと、気持ちがいいこと請け合いです。

　いくらかゆくても、目ぶたなど、目の周辺の皮膚はカラダの中でもとくに薄いものですから、かき壊さないように注意してください。かゆみがひどいときには花粉皮膚炎を起こしていることもありますから、皮膚科を受診してください。

ポロポロ出る涙も困りものですが、涙が出るのは、カラダにとっていいことなのです。目の表面が乾燥しているとバリア機能が低下してアレルゲンに反応しやすくなりますが、涙が出ることで適度な湿度を保って、目の粘膜のコンディションを保ってくれるからです。

6. 効果ある鼻づまり解消法あれこれ

　全てを実行する必要はありません。やってみて、効果のあったものを続けてください。

　鼻づまりが辛いのは、睡眠不足になることです。鼻にはのどや肺と連携しているセンサーがあって、空気が入ってきたことを感じると、のどや肺を広げて、肺にたくさんの空気が入るようにしています。ところが、鼻がつまると、この機能が失われ、口呼吸になります。すると、脳に覚醒刺激が伝わって眠りが浅くなるとともに、のどが狭くなって、懸命に空気を取り込もうとします。そのために睡眠の質が悪くなり、さらにホルモンバランスが崩れ、アレルギー反応を抑えきれなくなるのです。

　そんな鼻づまりを解消するには、次のような方法があります。

a. 風呂場でタオルを使う

　鼻を温めると鼻づまりが良くなる、というのは、医学的に

証明された事実です。そこで入浴時を上手に利用します。蒸気に満ちた風呂場に入るだけで、鼻の中に適度な湿り気がもたらされ、鼻腔が広がります。そこで温めたタオルを鼻に当てて湯船に浸かり、湯気を吸い込むのです。5分も経つと鼻の中がムズムズするはず。鼻の中で固まり溜まっていた鼻水がほぐれて来た証拠です。そこで、次のような方法で、鼻をかんでください。

1. 鼻の穴の片方を指で抑えます。
2. 口をしっかり閉じて、押さえていない鼻のほうから静かに息を出します。
3. 反対側も同じようにします。
4. 両方の鼻を一度にかんだり、力一杯かんだりしないこと。

また、鼻水をすすらないようにすることも常識にしてください。鼻水の中の細菌も一緒に体に取り込むことになるからです。鼻をすするくせのある方は、できるならこの際、治してしまいましょう。

b. 鼻うがいをする

手軽にできる鼻づまりのセルフ・ケアです。鼻の中の花粉はもちろん、ホコリやウイルスも洗い流せますから、鼻をかむよりスッキリします。ただいくつか注意点があります。

まず「真水」での鼻うがいは厳禁。私たちの体液と水の浸透圧が違うため、「痛い」からです。ですから、鼻うがいは人間の体液と同じ、0.9%(1リットルの水に9グラムの食塩を溶かしたもの)の生理食塩水で行ないます。最近は市販の

鼻うがい専用の洗浄液も出ています。

　あらかじめ水道水を煮沸してカルキ分を飛ばし、これを20〜30度に冷まします。そして250mlに対して2g強の塩を入れて、よく溶かし、市販されている鼻うがい用の容器に入れます。

　前かがみになってください。

　そして、容器の先を片方の鼻腔に当て、手で容器をプッシュしながら、「アー」と声を出しながら注ぎます。片側の鼻の入り口から入った生理食塩水が鼻咽喉を通って反対側の鼻腔と口から出てきます。慣れないうちは勢いよく飛び散ることもあるので、注意。もし苦しかったりむせたりするときは、ぐっと顔を下に向けて「アー」と声を出しながらやれば大丈夫です。

　終わったら、もう片方にも同じように「アー」といいながら、生理食塩水を注ぎます。そして、鼻に生理食塩水が残っていないことを確認して、「軽く」鼻をかんでください。

　気持ちがいいからといって、洗いすぎるのは禁物、せいぜい一日2〜3回にしてください。生理食塩水を飲んでしまっても別状ありませんが、耳に流れ込んでしまうと中耳炎になる可能性がありますので、うまくできないときは耳鼻科医に相談してください。（入浴時にやると生理食塩水を温めるのも簡単だし、濡れるのを心配することもなく、ベストタイミングといえます）

c. 玉ねぎ深呼吸

　用意するのは玉ねぎだけ、これを皮付きのまま薄切りにして、皿に盛るかポリ袋に入れて、枕元に置きます。そして、玉ねぎの断面に顔を近づけ、おもいきり鼻から吸い込みます。口呼吸になってはいけませんから、口をしっかり閉じて、深呼吸を数回繰り返すのです。民間療法めいていますが、タマネギには涙を出させる「硫化アリル」が含まれています、これは強力な殺菌・抗菌効果に加えて新陳代謝を活発にしてくれます。また「ケルセチン」という成分も皮の部分に含まれていて、アレルギーを引き起こすヒスタミンを抑制してくれます。この二つの作用で、すっと鼻が通るようになるのです。

d. ワセリン（白色ワセリン、プロペト）を塗る

　2016年3月、「鼻の穴と目の周りにワセリンを塗るってやつがすごく効く」というツイッターがきっかけで、爆発的に拡散され、一躍ブームになりました。塗る場所としては、目の周りは涙袋からまぶたのラインで、鼻は鼻の下、穴の前、穴の中です。そしてとうとう、ワセリンで検索すると、最上位に花粉症が出るようになりました。市販品の「鼻でブロック」という商品も、中身はワセリンで、基本的には同じです。

　海外では、日本のようにマスクもしないし、花粉ゴーグルもありません。そこでワセリンということになって、試験の結果、症状を減らしたり、クスリの使用量を減らす効果は小さいですが、認められています。

e. 指圧のツボ

どこのツボが効果があるのかには諸説ありますが、その多くが一致しているツボをご紹介します。

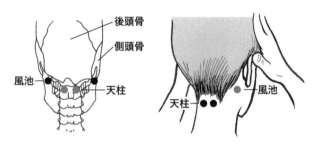

「天柱(てんちゅう)」〜首の後ろの髪の生え際、2本の太い筋の外側にあるくぼみに位置します。うなじには太い筋肉が2本通っていますが、その外側の上端にあたります。天柱は、頭部全体の頭痛を和らげる効果があり、全身のバランスを整えると言われているツボです。後頭部で両手を組んで、天柱に親指を当てたまま、頭を後ろに傾け、ツボをぐーっと押し、3秒押してから離し、また3秒押すことを繰り返すようにします。押してみると、わずかな痛みを感じます。頭への血流が良くなるので、頭や目がさえてくるような感じがします。また、蒸したタオルを、天柱の回りに当てて、首を温めることも大変、効果のある方法です。

「風池(ふうち)」〜後頭部の首の付け根、後頭骨の下のくぼみから2〜3cmほどの左右、髪の生え際よりも少し上に位置します。効果的な刺激の仕方は、約3秒押し続け、その後3秒離します。これを数回繰り返すことによって、効果を得られます。

「印堂」〜眉間の中央にあり、手当ては、中指の先端をツボにあてて、力を下向きに、つまり鼻のほうに向けて、爪を立てるような感じで、1分ほど押圧します。

「上星」〜印堂の直上、髪の生え際から親指幅1本分上の髪の中にあり、手首の関節の横紋（シワ）を鼻のてっぺんにあてて、中指の先端があたる場所でもあります。上星も中指の先端をツボに当てて、力を前方向（鼻方向）に入れるように、1分ほど押圧します。

「迎香」〜小鼻のすぐ脇の鼻唇溝の中にあるツボです。骨際で、押すとちょっと痛いので、すぐわかります。

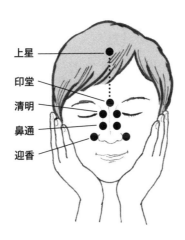

鼻の周りには、他にも、迎香のすぐ上の「鼻通」や、さらに上の「晴明」など、鼻づまりや鼻水の改善にいいとされるツボがあります。だから、この部分を同時にマッサージするつもりで、両指を左右の小鼻に当てて、歯の筋に沿って、付

け根あたりまで、少し強めに上下に動かします。

f. ペットボトルを使う

これは特に即効性に優れた方法です。やり方も簡単、液体の入ったペットボトルを脇に挟んで、グッと力を入れるだけです。気をつけるのは、このとき、詰まっている鼻と反対側の脇を使うこと、です。右の鼻が詰まっているときは左の脇にペットボトルを20～30秒間、はさんでください。両方が詰まっているときは？ その時も両方ではなく、片方ずつやること。両方同時にやっても効き目はありません。

こうすると、多くの場合、数十秒もたたないうちに、鼻が通ったなあという感覚が味わえます。

これは、体の側面を圧迫すると、その反対側の自律神経が刺激され、鼻づまりが解消される、という神経反射を応用したものです。脇の下の交感神経は鼻甲介につながっていて、

コラム

その他の鼻づまり解消法
- マスクをしたまま寝る
- 汗をかくくらいの運動をする
- 部屋を加湿する
- 自宅を大掃除する

ここで紹介した鼻づまり解消法は「即効性が期待できる」対策です。できれば、これらの方法と並行して、「長期的な効果が期待できる」対策、例えば、有酸素運動をするなどを実行されることをお勧めします。

脇の下が刺激されると、鼻甲介の血管が収縮して鼻の穴が広がり、鼻づまりが一時的に解消されるといわれています。

　圧力をどこにかけるかが大事なポイントで、脇の下に手を挟み、指3本くらい下のところを意識して、ぐっと力を入れてください。脇の下には圧力を感じるセンサーがあって、そこを圧迫すると、反対側の自律神経が刺激されることになるのです。中に入れるのは水でもお湯でもかまいません。それよりもすぐに潰れる柔らかいものより、硬めのペットボトルを選んでください。

　これを応用すると、寝ているときの鼻づまり解消もできます。鼻が詰まっている側と、反対側を下にして、横向きに寝ると、鼻の通りが良くなるのです。

　また、圧力を加えるのは、ペットボトルだけとは限りません。硬いものならなんでもオーケーで、ボールでもいいし、背もたれ付きの椅子でも代用できます。椅子に座って、背もたれを脇で挟み、ぐっと力を入れればいいのです。

　最後に注意を一つ、「即効性が期待できる」ケアの効果は、個人差があります。ご自分に合ったものを見つけて、それを実行するようにしてください。

　そして、これは耳鼻科医からのお願いですが、あなた自身の鼻を、日頃からもっと大切にケアしてください。

おわりに

　読み終えられたいま、どのような感想をお持ちでしょうか。

　アレルギー疾患は、国民の4分の1が花粉症など、患者さんの数が大変多い現代病です。そのため、政府の方針によって、花粉症治療の現場は、どんどん変わり続けています。

　その一つが、抗ヒスタミン薬をはじめ、いま医師が処方しているクスリの多くが、町の薬局で買えるようになることです。「スイッチOTC」というそんなクスリがどんどんCMで紹介されるようになって、どれを買ったらいいのか、薬局の棚の前で、皆さんは悩むようになります。

　鼻水や鼻づまりを抑えるだけなら、もう医師の診察はいりません。市中病院や町のクリニックから患者さんの姿が消え、大学病院では、舌下免疫療法のような新しい治療法の開発研究と、その臨床応用に専門化することになるでしょう。

　医療費が天井知らずに増加していく現在、これが花粉症や、命の関わりの少ないアレルギー疾患などに対する厚生労働省の方針で、近い将来の姿です。

　そうなれば、これまで以上に、クスリとも食品ともつかないものや、迷信の類い、民間療法などが、本物のクスリと同じ土俵に並びます。皆さんはその中から、自分の目と知識で、自分のあったものを選択しなくてはなりません。医師まかせの時代は、少なくとも花粉症では終わりました。

　この本は、そんな時になっても役立つように、間違った選

択をしなくてすむように、花粉症に対するあなたやご家族の考えを、あるいは固め、あるいは正し、あるいはお助けしたいという思いでつくりました。

　10年経っても20年経っても、そして今もスギの花粉は相変わらず飛び続けています。ヒノキもシラカンバも、イネ科の雑草も、ブタクサもなくなることはありません。日本の花粉症は、少なくともこの先数十年は増えることはあっても、減ることのない病気なのです。
　今以上にいろいろな情報と花粉が飛びかうこれからの困難な時代を、私たちと、この本とともに、しっかり乗り切ってください。
　これまで私は、花粉症に関して、主に舌下免疫療法を紹介する本を何冊か上梓してきました。それが「あなたの知らない花粉症の治し方」（暮しの手帖社）や、「舌下免疫療法がわかる本」（日本経済新聞出版社）などです。
　そのどれにも、最も多くの患者さんが知りたがっている「初期療法」など、免疫療法以外の治療やクスリについて、ほとんど言及していませんでした。そこで、今回は、それら全てを網羅した花粉症治療の本を作ったのです。
　きっとお役に立つと思います。
　お読みいただいて、ありがとうございました。

2018年9月　　　　　　　　　　　　　　　　　大久保公裕

大久保公裕（おおくぼ きみひろ）
日本医科大学大学院医学研究科頭頸部・感覚器科学分野教授
日本医科大学附属病院耳鼻咽喉科・頭頸部外科部長
日本アレルギー学会常務理事、日本鼻学会理事
1959年生まれ、1984年日本医科大学卒業、1988年同大学院耳鼻咽喉科卒業後、1991年までアメリカ国立衛生研究所（NIH）留学、帰国後、1993年から日本医科大学医学部講師、准教授を経て、2010年より教授。花粉症、特に舌下免疫療法など、新しいアレルギー性鼻炎の治療法の研究・治療に当たっている。

インタヴュー・構成
尾形道夫（おがた みちお）
フリージャーナリスト。1972年早稲田大学第一政治経済学部卒業後、暮しの手帖社に入社、42年間勤務する。その間、第3代暮しの手帖編集長にも。モットーは花森安治ゆずりの「難しいことはやさしく、やさしいことは面白く」。医療畑ばかりでなく、食の安全など、さまざまな分野に取り組んでいる。

シリーズ
専門医に聞く
「新しい治療とクスリ」
4. 花粉症

2018年10月1日　初版第1刷印刷
2018年10月5日　初版第1刷発行

日本医科大学大学院医学研究科頭頸部
感覚器科学分野教授
大久保公裕
インタヴュー・構成　尾形道夫

発行者 森下紀夫
発行所 論創社
東京都千代田区神田神保町2-23 北井ビル
tel.03(3264)5254　fax. 03(3264)5232
web.http://www.ronso.co.jp/
振替口座 00160-1-155266

編集 LLPブックエンド（中村文孝・北村正之）
本文イラスト　久保谷智子
図書設計　吉原順一
印刷・製本 中央精版印刷
ISBN 978-4-8460-1756-9 C0047